Yo Saludable

George Ayoub, PhD

Traducido por Maria Lorena Bracho, MACP

East Street Press, California

Dedicatoria

En recuerdo amoroso a mis padres, que me criaron y enseñaron a pensar de forma creativa para hacer del mundo un lugar mejor. Gracias por su arduo trabajo, inspiración y amor. Y para mi hijo, quien me muestra todos los días lo hermosa que es la vida.

Los amo.

CONTENIDO

Introducción

Este libro le enseñará en una forma sencilla cómo funciona su cuerpo, para así ayudarle a decidir qué es lo que puede hacer para mejorar su salud y la de su familia. Aquí, yo utilizo conocimientos que he ganado como educador y científico. He tenido la oportunidad de enseñar biología, psicología y neurociencia a más de 10,000 estudiantes universitarios y he estado haciendo investigaciones biomédicas por más de treinta años. He impartido una amplia variedad de clases tanto en la escuela secundaria, como en la universidad, en maestrías, postgrados de medicina y he entrenado médicos, profesionales en el campo de la salud, científicos, así como también, artistas, escritores y personas que trabajan para la comunidad. Esta amplia experiencia enseñando, me ha ayudado a poder explicar temas médicos complejos claramente a cualquier tipo de personas.

Al enseñar, he aprendido que a todos nos gusta saber sobre nuestra salud y que es mucho más fácil aprender, cuando las personas que nos enseñan utilizan un lenguaje simple y ejemplos fáciles de entender.

Los capítulos de este libro están organizados por temas y usted los puede leer en el orden que desee. Este libro está escrito de una forma que lo puede tomar y simplemente leer el capítulo sobre el tema que le interese en ese momento. Yo introduzco algunos términos médicos en cada tema y los uso en algunas explicaciones. Esto lo hago intencionalmente de manera que estos términos se le hagan familiares, también esto lo hago porque es común encontrarse en una situación con alguien allegado que está enfermo y tener que ser la persona que hable con el personal médico. Por esto, saber algunas palabras de vocabulario médico le ayuda a entender más. Traté de incluir los términos médicos más comunes para que los pueda entender y se sienta seguro/a al hablar cuando así lo necesite. Recuerde que en esos momentos, usted será la voz de esa persona allegada que está enferma.

El cuerpo humano es impresionante, está formado por células del tamaño de un punto hecho con un lápiz, estas células se convierten en órganos y tejidos que absorben nutrientes, los convierten en energía, filtran aire y líquidos, construyen materiales, procesan información, se mueven, sienten el mundo de diferentes formas, se comunican, se defienden contra infecciones y crean cosas que nunca han existido. Cada una de estas acciones, incluyen diferentes partes del cuerpo que trabajan en conjunto manteniéndonos en un balance perfecto. Para mí, esto es algo fascinante y cada día continuó sorprendiéndome con cada una de estas cosas. Así como el Salmista que dijo, "Te alabaré porque asombrosa y maravillosamente he sido hecho; maravillosas son tus obras y mi alma lo sabe muy bien" (Salmo 139).

Hace un poco más de un siglo, la gran mayoría de las personas morían por causa de enfermedades infecciosas, raramente vivían lo suficiente como para morir de enfermedades crónicas (Ej: enfermedades de larga duración). Está estimado que el 90 por ciento de la población murió de enfermedades infecciosas durante los siglos dieciocho y diecinueve, sólo un diez por ciento murió de enfermedades crónicas, como enfermedades del corazón o cáncer. Hoy en día, estos números se encuentran invertidos en la gran mayoría de los países desarrollados. Con las inmunizaciones ya las personas no le tienen que temer a las enfermedades infecciosas, ya que hoy en día hay más probabilidad de ser atacado por una enfermedad crónica.

¿Cómo ocurrió esto? Mayormente por dos de los más grandes descubrimientos en la historia de la medicina. El primero, fue el acceso a aguas limpias, lo cual ha reducido en gran parte el contagio de enfermedades, porque nos podemos bañar (o lavar) y así evitar que los gérmenes entren en nuestro cuerpo. El segundo son las vacunas, antibióticos y otras medicinas modernas que ayudan a controlar las enfermedades infecciosas. Por esto, el ser humano está viviendo en un tiempo maravilloso para la salud. Tenemos todas las herramientas para vivir una vida productiva y saludable.

Ahora, el desafío más grande es aprender a usar estos conocimientos y aplicar lo que sabemos sobre las enfermedades crónicas para poder mejorar nuestra vida y la de nuestras familias. En estos tiempos, en que las personas viven lo suficiente como para contraer enfermedades crónicas, también se tiene el riesgo de no saber qué hacer si uno se enferma gravemente. Los doctores no pueden tomar decisiones definitivas sobre la salud de sus pacientes sin consultar con ellos. Por lo tanto, para proteger sus derechos, es aconsejable que las personas completen un poder, o un documento legal con el cual puedan expresar su voluntad con respecto a decisiones que tengan que ver con su salud (o asignar a alguien para que tome estas decisiones). De manera que los médicos puedan saber qué hacer en caso de una emergencia.

Este tipo de poder o documento está disponible a través de consultorios médicos, clínicas y hospitales. Lo que hace este poder es indicar qué es lo que usted desea que se haga en caso de que no pueda responder al médico o autorizar legalmente a quién usted quiera que tome estas decisiones por usted. Normalmente, las personas suelen autorizar a familiares o amigos cercanos y de su entera confianza. Estas personas cercanas deben saber lo que el paciente quiere. Este poder le permite al equipo médico saber que esta persona puede hablar por el paciente cuando este mismo no pueda hacerlo.

Todo lo que se sabe sobre la salud en la actualidad no es secreto para nadie, la gran mayoría de los estudios son publicados, pero esta información a menudo se pasa por alto, porque estamos tan ocupados, que cada uno de nosotros no puede buscar todos los estudios para informarse y así saber qué hacer con su salud y su vida. Los hábitos que ayudan a mejorar nuestra salud, como lo que comemos y nuestras actividades del día a día, son de bajo costo y están disponibles para todos. A menudo, porque esto implica cosas simples, estas se olvidan y se pasan por alto. Pero ignorar estas cosas simples, significa que vamos a necesitar medicamentos costosos para combatir enfermedades, cuando podríamos prevenir muchas de estas enfermedades crónicas con acciones simples y alimentos comunes.

Vamos a ver cómo podemos hacer esto.

Visión General

Este libro habla de los sistemas de nuestro cuerpo y explica los principios más importantes detrás de una vida saludable. Hay tres categorías claves para poder mejorar nuestra salud: alimentos, actividades y medio ambiente. Cada uno de estos se resume aquí.

Alimentos: tener una dieta que se basa principalmente en vegetales, frutas y pescado. Utilizar grasas insaturadas, reducir o eliminar el consumo de carnes rojas, alimentos quemados y las grasas saturadas.

Actividades: mantenerse físicamente activo durante toda la vida moviendo su cuerpo todos los días durante 30-60 minutos. Cuando se es más joven, la actividad física suele ser más extenuante y se hace cada vez menos a medida que vamos envejeciendo.

Medio ambiente: hacerse chequeos médicos regulares, poner atención a las áreas que más le afectan (tal vez debido a la historia familiar), no fumar (cigarrillos, vapeo u otra forma), minimizar la exposición a pesticidas y toxinas, reducir el estrés y dormir bien.

De átomos a células y de células a órganos

Todo lo que vemos, en todas partes, está hecho de átomos. Los átomos son la unidad más simple de toda materia. Todo sólido, líquido o gas está hecho de átomos y los átomos tienen una estructura que crea sus propiedades. Hay un poco más de 100 tipos diferentes de átomos, que se llaman elementos, y estos diferentes tipos de átomos constituyen todo lo que vemos.

Hoy en día, entendemos los átomos en función de la estructura que los forma: el núcleo está hecho de protones y neutrones, y los electrones que orbitan alrededor del núcleo. Estos tres tipos de partículas son clave para la estructura y función de los diferentes tipos de átomos. A finales de 1800, antes de que nadie supiera acerca de estas partículas atómicas, los científicos pudieron descubrir las propiedades de los diferentes elementos. De hecho, fue de las observaciones sobre las propiedades de diferentes tipos de átomos que Mendeleiev hizo la primera tabla periódica de los elementos. Su tabla clasificó todos los elementos conocidos en ese momento, y también predijo elementos que aún no se habían descubierto. A Mendeleiev se le ocurrió que el número de protones y electrones en un átomo es lo que controla cómo funciona ese átomo. Organizó todos los elementos en filas y columnas basadas en estas interacciones. Al final, resultó que las filas y columnas que creo estaban directamente relacionadas con la cantidad de protones y electrones que tenía un átomo.

Un elemento es algo hecho de un tipo de átomo. Por ejemplo, un bloque de carbono o un diamante está hecho sólo de átomos de carbono. Hay más de 100 elementos, cada uno nombrado por la cantidad de protones que tiene. Si tiene un protón, es el primer elemento, si 8 protones es el octavo elemento. Los protones y los electrones son partículas que forman átomos. Los protones tienen una carga positiva, los electrones tienen una carga negativa. Los átomos también tienen neutrones, que no tienen carga.

Los protones y los neutrones tienen aproximadamente la misma masa, y su masa se conoce como una unidad atómica. Los electrones son mucho más ligeros, aproximadamente una milésima parte de la masa de un protón o neutrón.

Los protones y neutrones más pesados se agrupan para formar el núcleo del átomo y los electrones circulan alrededor del núcleo. El núcleo constituye la mayor parte de la masa del átomo, pero los electrones son importantes para controlar el funcionamiento de los átomos. Cada elemento está nombrado por cuántos protones tiene, con hidrógeno, el primer elemento, que tiene un protón y helio, el segundo elemento, que tiene dos. Los átomos generalmente tienen tantos electrones rodeando el núcleo como el número de protones en el núcleo. Todos los electrones de los átomos están en órbita alrededor del núcleo en lo que se llama orbitales, con cada orbital a cierta distancia del núcleo. Entonces, el primer orbital es el más cercano, el segundo es el siguiente, y así sucesivamente.

De esta manera, los átomos con uno o dos electrones tienen estos electrones en el primer orbital, pero una vez que el átomo tiene más de dos electrones, necesita tener electrones en el segundo orbital, que es más lejos del núcleo. Este segundo orbital puede contener hasta ocho electrones, y cuando el átomo tiene más de diez electrones en total (2 en los primeros orbitales, 8 en los segundos), los electrones comienzan a llenar el tercer orbital (que tiene espacio para 8 electrones más). El cuarto y quinto orbital pueden soportar hasta 18 electrones cada uno, y el sexto y séptimo pueden tener hasta 32 electrones en cada uno.

Tabla Periódica de los Elementos

Las filas de la tabla periódica indican el número de órbitas de electrones utilizados por un determinado elemento. El hidrógeno y el helio están en la primera fila, y estos son los únicos dos elementos que usan solo un orbital. Cuanto más alejado del núcleo está el orbital, más energía se necesita para tener el electrón allí. Esto significa que los electrones siempre irán al orbital más bajo disponible, y si un electrón se mueve a un orbital más alto (por ejemplo, cuando el átomo es golpeado con un pulso de electricidad), el electrón volverá rápidamente a su orbital inferior. Cuando vuelve, suelta energía, y esta energía puede ser vista por nosotros como luz. De hecho, así es como funcionan las luces fluorescentes. Las partículas de fósforo dentro de un bombillo son golpeadas con un pulso eléctrico de alta energía, que golpea algunos electrones en orbitales superiores. Estos electrones vuelven inmediatamente a su orbital normal y emiten energía, la cual vemos como luz.

Las filas de la tabla indican el número de órbitas de electrones, y la fila superior indica elementos en una órbita, la segunda fila tiene dos órbitas y así sucesivamente. Las columnas, de la izquierda a la derecha, indican cuántos electrones hay en la órbita más externa del elemento. Los átomos en la columna de la derecha tienen un conjunto completo de electrones en sus órbitas. Estos átomos son los más estables de todos los elementos, y no interactúan con otros átomos. Estos elementos se conocen como los elementos nobles, ya que comparten un rasgo de los antiguos reyes y reinas (nobleza) en el sentido de que no interactúan con los plebeyos.

En contraste, los elementos en la columna más a la izquierda tienen solo un electrón en su órbita externa. Estos elementos serán más estables si pueden compartir ese electrón, por lo que estos elementos son muy reactivos, compartiendo ese electrón con otro elemento. El sodio y el hidrógeno están en esta columna izquierda, y estos elementos reaccionarán violentamente con cualquier cosa que tome ese electrón extra.

En el lado derecho de la tabla, junto a los elementos nobles, hay una columna (una línea adentro hacia la derecha) donde cada elemento tiene solo un electrón menos que una órbita externa completa. Estos elementos son intensamente reactivos e intentarán agarrar un electrón de otra cosa para llenar esta órbita. El cloro y el flúor están en esta segunda columna de la derecha, y estos agresivamente van a tomar un electrón de otro elemento para ayudar a estabilizarse. Por esa razón, en el blanqueador se usa cloro, ya que reacciona rápidamente, y así podemos usar blanqueador para eliminar el color de las cosas.

Una sustancia común formada a partir de estos elementos volátiles es la sal, que es una combinación de sodio y cloro (NaCl). Mientras que la sal se compone de dos de los elementos más reactivos, está es completamente estable ya que el exceso de electrones del sodio (Na) se comparte con el cloro (Cl) para hacer que el par sea más estable juntos que separados.

Las moléculas

Las moléculas se forman con el intercambio de electrones. Las moléculas son compuestos hechos de más de un átomo. Los átomos se unen al compartir electrones en lo que se llama un enlace covalente. Al compartir electrones, los dos átomos en combinación se hacen cada vez más estables, ya que cada uno tiene una órbita externa de electrones (la condición más estable). Al compartir electrones, los átomos son más estables como molécula que cuando están separados. Debido a que el vínculo crea estabilidad, hay mucha energía en un enlace covalente.

Todos los átomos, excepto los elementos nobles, pueden formar uno o más enlaces covalentes. El número de los enlaces que puede tener cada átomo se determinan por la cantidad de electrones necesarios para tener una órbita externa. El sodio y el hidrógeno pueden formar un enlace covalente, mientras que el oxígeno puede formar dos y el carbono puede formar cuatro. El carbono es el elemento más ligero que puede formar cuatro enlaces. El carbono es el átomo que se encuentra en todas las moléculas que forman vida.

Las moléculas que están formadas por una cadena de átomos de carbono unidas entre sí se llaman moléculas orgánicas, lo que significa que son moléculas que forman los seres vivos. Dependiendo de qué otros átomos están unidos a estos carbonos, estas moléculas orgánicas estarán en una de las cuatro categorías nombradas a continuación.

Si los átomos de carbono están unidos en una línea, cada uno está conectado a otro carbono y tiene átomos de hidrógeno en los otros enlaces de carbono, llamamos a esta molécula un hidrocarburo (llamado así por sus partes: hidrógeno y carbono). Los hidrocarburos son aceites, y estos forman los bordes de cada célula en nuestro cuerpo. Los hidrocarburos, también llamados lípidos o grasas, cuando están en nuestro cuerpo, se utilizan para almacenar energía para nuestros cuerpos en forma de grasa, o energía que utilizamos para combustible comercial en forma de petróleo u otros aceites. La razón por la que usamos hidrocarburos para transportar energía es porque los hidrocarburos tienen muchos enlaces que retienen energía (los enlaces carbono a carbono), y esta energía puede ser emitida para otros usos por enzimas en el cuerpo o para quemar combustible en un calentador o un motor. Los hidrocarburos tienen tanto poder energético que retienen el doble de energía que la molécula de energía siguiente utilizada en nuestros cuerpos.

Cuando cada uno de los carbonos en una molécula está conectado al agua, con hidrógeno en un lado y oxígeno más hidrógeno por el otro, esto tiene el efecto de agregar un agua por cada carbono, el agua está compuesta de dos hidrógenos y un oxígeno. Llamamos a esta molécula un carbohidrato, porque el carbono está hidratado (tiene agua añadida). Los carbohidratos son la forma más común de energía que consumimos y usamos en nuestro cuerpo. De hecho, nuestra sangre siempre contiene glucosa de carbohidratos, porque todas nuestras células usan la glucosa para producir energía dentro de la célula. Mientras que los carbohidratos tienen la mitad de la energía que tienen las grasas, la energía se convierte rápidamente de forma que puede ser utilizada por nuestras células, por eso estos nutrientes nos proporcionan energía para nuestras actividades regulares.

Entonces, estas dos moléculas grandes, hidrocarburos y carbohidratos, están hechas de una cadena de carbono que tiene hidrógeno o agua en cada carbono. Y estas son dos de las cuatro macromoléculas (moléculas grandes) que forman nuestras células. Las otras dos son proteínas y ADN. Las proteínas están hechas de carbono, hidrógeno, oxígeno y nitrógeno, mientras que los ácidos nucleicos están hechos de las mismas cuatro macromoléculas que las proteínas, pero con fósforo. Las proteínas son moléculas en nuestras células que trabajan, se mueven, hacen nuevas moléculas o transmiten señales. Todas las enzimas en nuestras células están hechas de proteínas, por eso, a través de las proteínas es cómo hacemos todas las moléculas en nuestras células. Los ácidos nucleicos son moléculas que llevan la información sobre cómo fabricar proteínas. Estos ácidos nucleicos están en el núcleo de la célula en una molécula llamada ADN (ácido desoxirribonucleico), y transportados a otras áreas de la célula donde las proteínas son realmente hechas por una molécula similar llamada ARN (ácido ribonucleico).

Algo más sobre los hidrocarburos. Es posible que hayas oído hablar de grasas saturadas e insaturadas (o no saturadas). Saturado, significa que cada enlace de carbono que se puede llenar con un hidrógeno será llenado; mientras insaturado, significa que algunos enlaces de carbono no tienen hidrógeno (cuando este es el caso, los carbonos forman un enlace extra entre sí). Los aceites pueden ser monoinsaturados (un enlace insaturado) o poliinsaturados (muchos enlaces de estos). Los aceites de cocina que creemos actualmente son más saludables para nosotros no están saturados. Las grasas animales están hechas de grasas saturadas. Cuando una molécula de grasa está saturada, los hidrocarburos individuales forman una línea recta, mientras qué, si hay un área no saturada, esa parte de la molécula tiene una curva. Porque estas líneas rectas (saturadas) de hidrocarburos pueden unirse más fuertemente. Las grasas saturadas suelen ser sólidas a temperatura ambiente, mientras que las grasas no saturadas son líquidas porque se unen más libremente.

Otra sustancia relacionada con los hidrocarburos es el alcohol. El alcohol es casi un hidrocarburo, pero tiene un oxígeno. Esto significa que los alcoholes también son moléculas de alta energía. Ellos se pueden quemar y desprender mucha energía, por eso los motores pueden funcionar con alcohol o con combustible de hidrocarburos. Este alto contenido de energía también tiene un alto precio para nosotros. El tipo de alcohol que podemos tomar (etanol) nos da muchos enlaces de carbono de energía extra alta, así que al tomar alcohol podemos aumentar rápidamente nuestras calorías diarias sin ni siquiera darnos cuenta. Esta es la razón, por la cual las personas que toman más alcohol corren el riesgo de aumentar su peso en grasa, así como cuando vemos personas que tienen "barriga cervecera".

Células y Orgánulos

Todas las células están hechas de estas cuatro macromoléculas, también tienen vitaminas, minerales y agua. La membrana de cada célula está hecha de lípidos, lo que mantiene separados el interior y el exterior de la célula. Como los lípidos (así como todos los hidrocarburos) no se mezclan con el agua, son hidrófobos (lo que significa que temen al agua o no se mezclan con el agua). Los lípidos de membrana tienen fosfatos en sus terminales (al lado del interior de la célula y al lado de la célula), y estos fosfatos si se mezclan con agua, lo que significa que son hidrófilos (amantes del agua). Ya que nosotros estamos hechos principalmente de agua (nuestros cuerpos son aproximadamente 70% de agua), el fosfolípido forma una barrera impermeable alrededor de cada celda para evitar que se mezclen los contenidos internos y los externos. Esto quiere decir que las células tienen diferentes condiciones dentro y fuera, pero también significa que las células necesitan transportar substancias a través de su membrana cuando sea necesario.

Además del núcleo, las células tienen otros compartimentos que tienen funciones particulares. La mayoría de estas estructuras son orgánulos, los cuales son compartimentos en la célula que tienen una función específica. Las mitocondrias son uno de esos orgánulos. El interior de las mitocondrias trabaja para convertir glucosa (el tipo de carbohidrato que circula en la sangre para proporcionar energía a la célula) en la forma de energía utilizada por las células. Las mitocondrias toman glucosa y oxígeno, y rompen los enlaces covalentes en la glucosa para liberar su energía. La energía en la glucosa se convierte dentro de la mitocondria en un tipo de energía llamada ATP (trifosfato de adenosina). El ATP se usa dentro de la célula, proporcionando así la energía que ésta utiliza, ya sea para mover nuestros músculos, mover componentes dentro de las células, para ensamblar proteínas y mucho más.

Tejidos y órganos

Las células se agrupan en nuestro cuerpo para producir tejidos. Un tejido es un grupo de células que funcionan juntas con el mismo propósito. Solo hay cuatro tipos de tejidos: tejido muscular que es lo que nos mueve, tejido epitelial que forma los revestimientos de todos nuestros órganos y piel, tejido conectivo que proporciona apoyo y protección a través del cuerpo y es el tipo de tejido más común, y tejido nervioso, el cual transmite y procesa información.

Algunos tejidos se agrupan para formar órganos, como el corazón, que tiene los cuatro tipos de tejidos que trabajan juntos para mover la sangre. Algunas de las funciones más importantes son llevadas por sistemas de órganos, los cuales están formados por múltiples órganos y tejidos. Un ejemplo de un sistema de órganos es el sistema digestivo, que tiene múltiples órganos trabajando juntos para digerir y almacenar los nutrientes de los alimentos que comemos.

Comienzos

Cada uno de nosotros comienza como una sola célula. La primera célula de cualquier persona está formada por la combinación de un ovulo y un espermatozoide, que se unen para formar la primera célula de la cual surgen todas las células de nuestro cuerpo. El óvulo humano (llamado ovocito) es la célula humana más grande porque no solo tiene el código genético en forma de cromosomas hechos de ADN, pero también tiene todos los componentes celulares y la energía almacenada para que esta célula se reproduzca miles de veces antes de que pueda comenzar a absorber nuevas fuentes de energía. Esto significa, que el citoplasma del óvulo que contiene las partes de nuestras células que producen energía, deben tener suficientes nutrientes no solo para vivir sino también para expandir su rol tremendamente. La información de lo que necesitan hacer estas células en división, está codificada en nuestro ADN. Debido a que recibimos aproximadamente la mitad de nuestro ADN de cada uno de nuestros padres, y este ADN está ordenado en decenas de miles de genes (las unidades de cromosomas que definen el código para cada proteína), eso significa que todas las cosas que nos definen son heredadas de los genes de nuestros padres biológicos.

Al recibir la mitad de nuestros genes de cada padre, recolectamos dos copias de la mayoría de los genes (una de cada padre biológico). Esto es debido a que hay pequeñas variaciones en los códigos de ADN para muchos genes, esto significa que las dos copias se diferencian ligeramente entre sí. Esta pequeña variación es lo que da lugar a las diferencias visibles entre cada uno de nosotros, pero también algunas diferencias más sutiles en las proteínas que producimos Si bien cada uno de los genes todavía tiene el código para la misma proteína general, las pequeñas variaciones dan como resultado pequeñas diferencias en las funciones. De esta manera, un adulto puede ser capaz de digerir la leche, por ejemplo, y otra que no, o alguien puede procesar alcohol o varios alimentos de manera más eficiente que otro. Discutiremos esta variación en el capítulo sobre la digestión. Es esta pequeña variación dentro de los genes que también crea condiciones genéticas raras que se transmiten en familias. Por ejemplo, una persona que hereda la variante S de la hemoglobina (esta es la molécula que transporta oxígeno en nuestra sangre) puede tener anemia falciforme. Esto lo discutiremos en el capítulo la función cardiovascular.

Como verá, nuestros genes tienen mucha información que determina no sólo cómo crecemos y cómo nos vemos, sino también pueden influir con respecto a las enfermedades a las que somos susceptibles. Además, hay algunas variaciones en el citoplasma de nuestras células entre individuos, y dado que el citoplasma es heredado solo del lado materno, es un poco más fácil rastrear estas variaciones.

Debido a que el citoplasma proviene sólo del óvulo materno, entonces todo el citoplasma y los organelos se transmiten a cada persona solo de la madre. De hecho, es porque nuestro citoplasma se hereda por vía materna, que los científicos pueden observar el ADN que se transmite a lo largo de los organelos productores de energía llamados mitocondrias. Esta parte del ADN sólo puede ser heredado de su madre biológica, y debido a este hecho, los científicos han podido descubrir por las variaciones en el ADN cuando existió la primera madre humana (esto se calcula en función de la cantidad de años que tardan las mutaciones aleatorias y cuántas mutaciones podemos encontrar en el ADN mitocondrial). Esta persona se conoce como Eva mitocondrial.

De manera similar, solo los hombres tienen un cromosoma Y, por lo que este cromosoma sólo puede provenir de un hombre. Al evaluar las mutaciones en los cromosomas Y vistos hoy en día, uno puede estimar cuándo existió el primer hombre humano. Las estimaciones reflejan que tanto la Mitocondria Eva y el Cromosoma Adán Y existieron aproximadamente durante mismo tiempo, alrededor de hace 100,000 a 200,000 años.

Desarrollo

Una vez que un óvulo es fertilizado, el ADN en el núcleo del esperma se une al núcleo del óvulo para combinarse con el ADN. Los óvulos y los espermatozoides son únicos en tener solo la mitad del número de cromosomas (uno de cada par en lugar de dos), por lo que una vez que los dos núcleos se unen, el óvulo fertilizado tiene un conjunto completo de ADN. Esta información genética determina la producción de todas las proteínas en la célula. Dado que las proteínas son el componente celular que produce enzimas y hace que trabajen, los genes controlan lo que pasa con las células. En el momento más temprano del desarrollo, hay una variedad de genes que se activan para dirigir todo lo que tiene que ocurrir. Primero, el óvulo fertilizado, ahora llamado cigoto, se convierte en un grupo de muchas células dividiéndose por la mitad repetidamente. Esto crea una masa de células aproximadamente una semana después de la fertilización. Es en este punto (aproximadamente una semana después de la fertilización) que el cigoto se implantará en el revestimiento del útero. Hasta ese momento él flota libremente en el útero. Después de la implantación, el cigoto, tendrá acceso a la sangre de la madre para comenzar a absorber nuevos nutrientes para que así este pueda crecer en tamaño. Esto significa, que el único óvulo original tiene el mismo tamaño total que la masa de células, pero la masa de células (llamada blastocisto) tiene más de 100 células (esto puede suceder porque el óvulo es muy grande para comenzar, así que, a medida que se divide en cientos de células, estas células individuales se vuelven mucho más pequeñas, finalmente convirtiéndose en el tamaño de las células humanas regulares).

En el momento de la implantación, las células del blastocisto comienzan a cambiar. El cambio es un comienzo para la especialización, donde cada célula adquiere ciertas funciones y pierde otras funciones. Esta especialización (llamada diferenciación) comienza debido a la organización relativa de las células en la masa de células (blastocisto). Cuando esto sucede, las células se agrupan en tres capas, cada una con diferentes características. Lo sorprendente es que las capas no son intercambiables. Una vez que comienzan a especializarse en una capa u otra ya no pueden cambiarse, y esto es porque sus genes se quedan fijos de por vida. Así, las células que comenzarán a formar el corazón no pueden formar parte del cerebro. De esta manera, los patrones para el desarrollo de órganos quedan establecidos temprano durante el desarrollo, y cuando los órganos se empiezan a desarrollar, se van a formar en las ubicaciones correctas porque comenzaron a formarse ya en estos lugares. Esta maravillosa danza de células muy temprano en el desarrollo, prepara el escenario para la precisión del desarrollo de todo nuestro cuerpo.

Con estos cambios rápidos y el ritmo acelerado de las células que crecen y se mueven a su posición, cualquier perturbación puede causar problemas sustanciales. Esta es la razón por la cual la exposición de una mujer embarazada a varios medicamentos o productos químicos pueden cambiar la forma en que funcionan las células fetales y así, crear un patrón diferente de desarrollo. Por esta razón, es recomendable que una persona embarazada se mantenga alejada de cosas que no sean absolutamente saludables. Cualquier pequeño cambio en este punto de la vida del feto, puede tener un efecto profundo, ya que una pequeña perturbación puede crear un ambiente diferente o un nuevo patrón de desarrollo para el feto. De hecho, incluso después de que nace un niño, la tasa rápida de la división celular significa que la exposición a algo que puede cambiar el desarrollo puede tener impacto duradero en el niño, y muchas veces irreversible.

Corazón Y Pulmones

El corazón, la sangre y los vasos sanguíneos se denominan sistema cardiovascular. Su función es distribuir cosas por el cuerpo. Las cosas transportadas incluyen gases, oxígeno y dióxido de carbono, que se intercambian con aire en nuestros pulmones (tomando oxígeno y eliminando dióxido de carbono), los nutrientes de nuestros alimentos que ingresan desde el sistema digestivo, los productos de desechos de nuestros órganos que pueden ser desintoxicados por el hígado y luego eliminados por los riñones, las moléculas señalizadoras llamadas hormonas que controlan muchos sistemas en el cuerpo, y compuestos que combaten enfermedades como glóbulos blancos y anticuerpos.

La sangre

La sangre lleva todos estos componentes. La sangre misma está hecha de la parte líquida, llamada plasma y las células. Las células incluyen glóbulos rojos, que transportan oxígeno dentro de ellos y modifican el dióxido de carbono para que pueda disolverse en el líquido sanguíneo; los glóbulos blancos, que son utilizados para protegernos de la infección; y las plaquetas, que son fragmentos celulares y se usan para tapar agujeros en los vasos sanguíneos y así evitar la pérdida de sangre. El plasma líquido constituye poco más de la mitad del volumen total de la sangre, con los glóbulos rojos que constituyen la mayor parte del resto (los glóbulos blancos son una pequeña fracción del total). El plasma en sí es mucho más grueso que el agua debido a todas las proteínas que transporta. Algunas de estas proteínas son hormonas, otras son proteínas que transportan esteroides y otras grasas. También, hay una colección de proteínas en nuestra sangre que sirven para hacer coágulos de sangre cuando tenemos un vaso sanguíneo dañado. Estas proteínas hacen que el coágulo de sangre sea suave al inicio y luego lo endurecen, para que así cuando tengamos un vaso perforado no perdamos mucha sangre. La proteína sanguínea más común se llama albúmina. La albúmina se usa para mantener el agua en la sangre, al hacer que la sangre sea más espesa que el agua y de esa manera manteniendo alta la presión líquida. Esto permite que la sangre transporte muchas sustancias diferentes. Se puede tener una idea de esto al mirar la clara de huevo, ésta también tiene mucha albúmina y también mantiene la presión constante de líquido en el huevo. El plasma sanguíneo también transporta todos los minerales y vitaminas a través de nuestro cuerpo, y es el sistema de entrega de todos los nutrientes y agua de los alimentos a nuestro cuerpo.

Vasos sanguíneos

La sangre es bombeada por el corazón y llevada dentro de los vasos sanguíneos. El corazón genera presión para empujar la sangre por todo el cuerpo, por lo que los vasos que salen del corazón, llamados arterias, deben mantener esta presión para que la sangre llegue hasta nuestras manos y pies (llamados extremidades).

Las arterias están rodeadas por una capa de músculo liso que las envuelve y las aprieta para mantener la presión interior. Este endurecimiento del músculo liso se llama vasoconstricción, y lo opuesto es la vasodilatación (apertura o dilatación del vaso sanguíneo). La vasoconstricción aumenta la presión sanguínea. Este proceso ocurre en nuestro cuerpo cuando tenemos miedo y tenemos una descarga de adrenalina. De esta forma, forzamos la sangre para que se mueva rápidamente a través de nuestros músculos y así poder correr.

También ocurre la vasoconstricción para reducir el flujo sanguíneo en nuestras extremidades (manos y pies) cuando tenemos mucho frío (por eso tus manos se ponen mucho más frías cuando tienes frío); tu cuerpo disminuye el flujo de sangre a las áreas lejanas para evitar perder demasiado calor corporal. También hay diferentes substancias que estimulan la vasoconstricción por un tiempo, entre estas tenemos la cafeína, antihistamínicos y estimulantes.

Las arterias comienzan con la arteria más grande, la aorta, que mide poco más de 25 mm (1 pulgada) diámetro y transporta sangre desde el corazón, dirigiéndola primero hacia arriba (aorta ascendente) y luego llevándola hacia abajo (arco de la aorta y aorta descendente). Las principales arterias se ramifican de la aorta y transportan sangre a todos los sistemas de órganos del cuerpo, ramificándose en arteriolas (pequeñas arterias) para llevar la sangre a cada parte de cada órgano. Las arteriolas tienen válvulas pequeñas (un anillo de músculo liso llamado esfínter que puede reprimir y reducir el flujo sanguíneo). Es el control de estos esfínteres que permite que nuestro cuerpo controle el flujo de sangre a cada tejido, trayendo más o menos sangre, dependiendo de la que se necesite, ya que cada área necesita más o menos oxígeno.

La sangre de las arteriolas ingresa a los capilares, los vasos sanguíneos más pequeños, que se ramifican en cada área de tejido. Tenemos una enorme cantidad de lechos capilares, cada uno de los cuales recibe sangre de una arteriola. Los capilares son vasos delgados y con fugas, lo que permite que el plasma sanguíneo se filtre hacia el tejido circundante y le proporcione nutrientes, así como también le ayuda a eliminar desechos. El fluido que se fuga lo hace debido a la presión que ha llevado la sangre hasta el capilar. A medida que el fluido es expulsado por la presión, lo que se queda dentro de los capilares son las células, porque estas son demasiado grandes como para filtrarse. A medida que el líquido se sale, las partículas más grandes permanecen, esto hace una extracción osmótica (la mayor cantidad de células en el líquido sanguíneo atrae más líquido hacia los capilares) para devolver el líquido al capilar.

La sangre que sale de los capilares ingresa a las venas, que son vasos de baja presión en nuestro cuerpo. Las venas llevan sangre de regreso al corazón. Las venas son más flexibles que las arterias, y tienen válvulas unidireccionales internas para asegurar que la sangre solo pueda fluir hacia el corazón. Viniendo de los capilares están las vénulas (pequeñas venas), que se unen para formar venas, y estas venas se unen cerca del corazón para formar la vena cava. La vena cava es la que drena al corazón.

Mientras que la presión empuja el plasma fuera de los capilares, es el aumento de la concentración en el capilar del líquido disminuido, que atrae el líquido de regreso hacia el corazón. Esto permite que el fluido nuevo cambie con el fluido viejo, trayendo el oxígeno necesario y eliminando el dióxido de carbono. Este proceso, también deja una pequeña cantidad de líquido fuera de los vasos sanguíneos, porque el fluido expulsado por la presión es más que el fluido atraído por la ósmosis. El fluido extra de plasma que sale de los capilares es recogido y devuelto al corazón por otro sistema de fluidos en nuestros cuerpos llamado sistema linfático.

Vasos linfáticos y ganglios linfáticos

Los vasos linfáticos son una serie de venas de baja presión, las cuales tienen válvulas unidireccionales en el interior, de modo que el líquido solo fluirá de regreso a la vena cava. De distintas formas, estos vasos linfáticos son como las venas de la sangre, son flexibles, tienen válvulas y el fluido circula a baja presión. Sin embargo, estos drenan el exceso de líquido que puede acumularse en todos nuestros tejidos y devolverlo al corazón. En nuestro cuerpo, estas "venas" linfáticas pasan a través de los ganglios linfáticos. Los ganglios linfáticos filtran el líquido en los vasos linfáticos y lo examinan para detectar cualquier cuerpo extraño que pueda contaminar nuestro cuerpo. Cuando algo extraño entra en nuestro cuerpo, las células de nuestro sistema inmune dentro de los ganglios linfáticos, se preparan para atacar y destruir este cuerpo extraño peligroso. Esto lo discutiremos en el capítulo del sistema inmune.

Venas y flujo sanguíneo

Todas las venas trabajan a baja presión, mientras que las arterias trabajan a alta presión. Es la presión que mueve la sangre a través de las arterias a los puntos más distantes del cuerpo. Entonces, ¿qué es lo que le da fuerza a la sangre para regresar al corazón por las venas? Parte de esta fuerza es el movimiento de la sangre y las válvulas unidireccionales que le impiden ir hacia atrás. Otra forma en que la sangre fluye de regreso al corazón en nuestras venas es la contracción de nuestros músculos. Las venas son más elásticas que las arterias, por lo que puede haber más sangre dentro de ellas ya que pueden expandirse. Además, mientras las arterias están muy por debajo de la piel, las venas están cerca de la superficie (las arterias son profundas y las venas son superficiales). Esta separación protege las arterias de lesiones. De hecho, si se corta una arteria, sale a presión, mientras que si se corta una vena, la sangre simplemente se filtra. En el caso de las arterias, una persona puede perder mucha sangre rápidamente. En el caso de la vena, la pérdida de sangre puede ser mínima, y la pérdida adicional es prevenida por una plaqueta que forma un tapón en la ruptura de la vena, mientras un coágulo comienza a formarse para permitir que la vena sane.

Con la baja presión dentro de las venas, cada vez que contraemos un músculo al lado de una vena, eso presiona la vena (que es suave), empujando la sangre dentro de ella. Debido a las válvulas unidireccionales en el interior las venas, esa sangre que sale a presión solo puede moverse hacia el corazón. Este movimiento sanguíneo adicional aumenta la sangre que regresa al corazón cuando movemos las piernas o los brazos, o incluso cuando nos ponemos de pie. Esta acción simple significa que tan pronto cuando comenzamos a movernos, aumentamos instantáneamente el flujo de sangre (permitiendo que se envíe más oxígeno a los músculos para ayudarlos a crear energía para realizar ese movimiento). Este mecanismo automático se conoce como bomba muscular del esqueleto, porque el músculo que presiona la vena es el mismo músculo que está unido a nuestros huesos (el esqueleto).

El corazón

La bomba fuerte que mueve la sangre a través de las arterias es el corazón. Nuestro corazón es realmente un par de bombas que están una al lado de la otra, una en el lado izquierdo del corazón y la otra a la derecha, cada una tiene dos cámaras. El tamaño del corazón es aproximadamente del tamaño del puño, y si hacemos un puño con la mano derecha y lo sostenemos contra el lado izquierdo del pecho, como si estuviésemos cubriendo el seno izquierdo, pero con el puño tendremos una idea aproximada tanto del tamaño como de la ubicación del corazón.

El papel del corazón es bombear sangre a través de dos sistemas circulatorios diferentes. Un sistema circulatorio es un sistema formado de arterias, capilares y venas que forma un círculo. Un círculo bombea sangre que es baja en oxígeno a los pulmones para oxigenarse y luego regresa al corazón, mientras el otro círculo bombea la sangre a todas las partes del cuerpo, entregando ese oxígeno a todos nuestros tejidos y órganos. El primer sistema se llama circulación pulmonar (lo que significa que va a los pulmones) y el segundo se llama circulación sistémica (porque va a todo el órgano sistemas en el cuerpo).

Flujo de sangre en el corazón

Sigamos el movimiento de la sangre a través del corazón, comenzando con el flujo que ingresa al corazón del cuerpo por la vena cava. La vena cava transporta sangre baja en oxígeno ya que está regresando de los demás sistemas del cuerpo. Esta sangre entra en la parte superior del lado derecho del corazón, llegando primero a la cámara cardíaca superior llamada aurícula derecha. Cuando late el atrio que empuja la sangre dentro del ventrículo derecho (la cámara del corazón justo debajo de la aurícula), para ingresar al ventrículo derecho, la sangre fluye a través de una válvula unidireccional que separa la aurícula del ventrículo. Esta válvula se llama válvula atrioventricular (esta válvula AV particular es llamada la válvula tricúspide). Cuando el ventrículo derecho late, la sangre es expulsada del ventrículo y pasa a través de una válvula (llamada válvula semilunar porque parece dos medias lunas) y entra a la arteria pulmonar para viajar a los pulmones. En los pulmones, el dióxido de carbono deja la sangre y el oxígeno se absorbe en la sangre. El oxígeno se almacena dentro de las células rojas sanguíneas unidas a moléculas que contienen hierro que se llaman hemoglobina. Esta sangre oxigenada fluye de regreso al corazón a través de la vena pulmonar, ingresando a la aurícula izquierda.

Cuando late la aurícula izquierda, empuja la sangre oxigenada hacia el ventrículo izquierdo (a través de una válvula llamada válvula mitral). Cuando el ventrículo izquierdo late, exprime la sangre a través de una válvula semi-lunar hacia la aorta para comenzar a fluir a través de la circulación sistémica.

En general, la sangre fluye hacia el corazón al ingresar a través de las aurículas y sale del corazón a través de los ventrículos. Esto significa, que los ventrículos son los más fuertes siendo las aurículas las responsables de aproximadamente el 20 por ciento del bombeo y los ventrículos hacen el resto del trabajo. El lado derecho del corazón tiene la sangre baja en oxígeno y la envía a los pulmones, mientras que el lado izquierdo del corazón maneja la sangre oxigenada y la envía a todo el cuerpo, ya que los pulmones están muy cerca del corazón, esto significa que el lado derecho del corazón no necesita la fuerza que tiene el lado izquierdo; por eso, el ventrículo izquierdo que empuja la sangre a todos los sistemas es mucho más grueso que el derecho y, por lo tanto, mucho más fuerte. El lado izquierdo del corazón necesita esta fuerza adicional para bombear sangre hasta las extremidades. El resultado es que la presión de la sangre que sale del ventrículo izquierdo es mayor que la presión del lado derecho. Las mediciones de la presión arterial indican cuál es esta presión en las arterias. Estas mediciones tienen dos números, presión alta (sístole) sobre presión baja (diástole). La sístole ocurre cuando el ventrículo se contrae, mientras que la diástole ocurre cuando el ventrículo se relaja.

Músculo del corazón

El corazón está hecho de un tipo de músculo llamado músculo cardíaco. Este es uno de los tres tipos de músculo en nuestro cuerpo, y el músculo cardíaco sólo se encuentra en el corazón. Los otros dos tipos de músculos son músculos lisos, que rodean los órganos internos huecos (como el músculo liso que está alrededor de nuestro tracto digestivo para empujar los alimentos) y el músculo esquelético, que conecta a los huesos (el esqueleto) y mueve nuestro cuerpo. Los músculos esquelético y cardíaco tienen una apariencia rayada debido a la variedad de proteínas contráctiles apiladas dentro de estas células musculares, en cambio, el músculo liso tiene una textura uniforme ya que las proteínas están orientadas en múltiples direcciones. Mientras los músculos cardíacos y esqueléticos son similares en fuerza y en cómo se contraen, el músculo cardíaco tiene dos características únicas: 1. todas las células cardíacas están conectadas eléctrica y físicamente una a la otra y 2. las células del músculo cardíaco tienen un período de contracción más largo que el músculo esquelético y así ser capaz de expulsar la sangre con cada contracción.

El acoplamiento eléctrico de las células musculares cardíacas hace que el corazón funcione como una unidad, cuando una célula en la aurícula se estimula para contraerse, todas las células en las dos aurículas reciben esta estimulación eléctrica. El acoplamiento físico de las células cardíacas produce que en cada contracción se ale todo el músculo, para que se colapse hacia adentro, así como como un globo se encoge cuando se libera el aire.

Cuando una parte de la aurícula es estimulada eléctricamente, toda la aurícula se contrae. Esta estimulación llega a los ventrículos con un breve retraso (aproximadamente una décima de segundo), por lo que se contraen de la misma manera que las aurículas, colapsando hacia dentro para expulsar la sangre de los ventrículos y enviarla a las arterias.

Si bien todas las células del corazón son eléctricamente excitables, hay un área especializada a la derecha atrio para marcar el ritmo. Este marcapasos del corazón está en el nódulo sinoauricular (nodo SA). Este nódulo SA es rítmicamente contráctil, lo que significa que crea un pulso eléctrico aproximadamente una vez por segundo que se envía a través del acoplamiento eléctrico a todas las células auriculares. El nódulo SA puede aumentar o disminuir nuestra frecuencia cardíaca mediante el control de nuestro cerebro. De esta forma, nuestro cerebro puede aumentar nuestra frecuencia cardíaca cuando estamos activos y usar más oxígeno, también disminuirla cuando estamos descansando.

La otra característica única del músculo cardíaco es el mayor período de contracción de cada pulso eléctrico En el músculo esquelético, cuando contraemos el músculo, cada pulso tiene un efecto muy pequeño, y es solo cuando tenemos muchos pulsos pequeños cuando obtenemos la fuerte contracción a la que estamos acostumbrados como cuando levantamos cosas. En el corazón nunca tenemos una fuerte contracción sostenida como las que hacemos con nuestros brazos o piernas, cada pulso de contracción individual dura aproximadamente dos décimas de segundo. Este pulso relativamente largo, es suficiente para permitir que todas las células de las aurículas o todas las células de los ventrículos, se contraigan y expulsen toda la sangre que se encuentra dentro de la cámara.

Electrocardiógrafo (ECG o EKG)

Todas las células musculares cardíacas funcionan como una sola y la contracción es causada por movimiento de la estimulación eléctrica, por esto podemos medir la actividad eléctrica del corazón con un electrocardiograma, llamado brevemente aquí en los Estados Unidos ECG o EKG. El ECG tiene algunas ondas cuando se graba, cada una relacionada con una cámara cardíaca. La primera, es la onda P y es por la estimulación eléctrica de las aurículas que hace que se contraigan. Entonces la onda P, es la contracción auricular. La onda más grande se llama QRS compleja, y esta ocurre cuando los ventrículos se contraen. La última onda es la onda T, y esta ocurre cuando los ventrículos se relajan (su carga es re-polarizada y se relajan). Como los ventrículos se contraen del QRS a la onda T, durante este tiempo el corazón está a alta presión (sístole), esta presión baja (diástole) cuando los ventrículos se relajan (de T al siguiente QRS).

Latidos del corazón

El latido que escuchamos de nuestros corazones (el sonido tun-tun) se llama el latido del corazón, el primer y segundo latido cardiaco, son los que podemos escuchar cuando descansamos nuestra cabeza sobre nuestra almohada y escuchamos nuestro corazón. Estos sonidos se hacen al cerrar los dos conjuntos de válvulas en el corazón. El primer sonido

cardiaco proviene del cierre de las válvulas AV, que ocurre cuando los ventrículos comienzan a contraerse. El segundo sonido del corazón viene del cierre de las válvulas semilunares, que ocurre cuando los ventrículos comienzan a relajarse. Como la contracción y la relajación del ventrículo se sincroniza con el

ECG, el primer latido cardiaco ocurre durante el complejo QRS, mientras que el segundo latido cardiaco ocurre durante la onda T.

Una medida común de la función cardíaca es el ritmo cardíaco. El ritmo cardíaco es la cantidad de sangre bombeada por el corazón por minuto. Es igual al número de latidos del corazón por minuto (la frecuencia cardíaca) multiplicado por la cantidad de sangre que sale del ventrículo por cada latido del corazón (llamado volumen sistólico). Los cardiólogos se refieren a este gasto cardíaco como si fuese igual al volumen sistólico multiplicado por el ritmo cardiaco. Dado que el volumen sistólico se ve afectado por la cantidad de sangre que ingresa al corazón a través de la vena cava (recuerde que cuando nos movemos aumenta la el flujo de sangre que regresa al corazón), entonces el volumen sistólico está directamente relacionado con este retorno venoso. Dado que el gasto cardíaco es una medida de la actividad cardíaca, algunas pruebas de diagnóstico utilizan esta medida durante varios niveles de ejercicio para determinar la fuerza del corazón de una persona, y así se puede comparar su ritmo cardíaco con la medida que tendría una persona cualquiera. Si alguien tiene un ataque al corazón, comúnmente el ritmo cardíaco va a ser mucho menor de lo normal, lo que limita la cantidad de esfuerzo que esa persona puede hacer.

Incluso cuando estamos completamente descansando, nuestro ritmo cardíaco rara vez cae por debajo de un 20 por ciento, ya que nuestro cerebro usa un 15 por ciento o más del ritmo cardíaco, mientras que el corazón como tal necesita otro 3 o 4 por ciento. La parte del cuerpo que tiene el mayor rango de uso de sangre son los músculos esqueléticos, que pueden usar hasta un 70 por ciento de la sangre bombeada por el corazón cada minuto cuando hacemos ejercicio de forma vigorosa.

Pulmones

El trabajo de nuestros pulmones es intercambiar gases con el aire que nos rodea. Cuando respiramos, nuestros pulmones se llenan de aire que tiene niveles normales de oxígeno y dióxido de carbono, y cuando exhalamos, expulsamos el aire que tiene menores cantidades de oxígeno y mayores cantidades de dióxido de carbono. La razón de esto es que utilizamos oxígeno para ayudar a proporcionar energía a todas las células de nuestro cuerpo, y el producto de desecho de esta producción de energía es el dióxido de carbono. Nosotros constantemente reemplazamos el oxígeno y nos deshacemos del dióxido de carbono. El proceso de mover oxígeno dentro y fuera del cuerpo se llama respiración (de manera similar, el proceso de mover oxígeno dentro y fuera de cada célula se llama respiración celular). Entonces, la función respiratoria es traer aire (llamado inspiración o inhalación) y expulsar aire (llamado espiración o exhalación).

Tanto el oxígeno como el dióxido de carbono son gases y no pueden permanecer disueltos en la sangre por mucho tiempo. Para entender esto, date cuenta de lo que sucede cuando soplas aire bajo el agua, las burbujas se elevan hasta volver al aire. Una pequeña cantidad se disolverá en el agua, pero la mayoría volverá al aire de arriba.

Para que nuestros cuerpos lleven suficiente oxígeno a nuestras células, tenemos células especializadas llamadas glóbulos rojos, o eritrocitos, que tienen moléculas de hemoglobina dentro de ellas. La función de los glóbulos rojos es transportar oxígeno, y lo hacen utilizando la hemoglobina, que contiene el oxígeno para que pueda permanecer en la sangre y no crear burbujas. Casi todo (99 por ciento) del oxígeno en nuestro cuerpo es transportado por la hemoglobina. A medida que los glóbulos rojos viajan a través de la sangre, liberan algo de oxígeno en áreas con bajo contenido de oxígeno. Este oxígeno viaja una corta distancia para llegar a las células que necesitan oxígeno a través de un mecanismo de difusión. Del mismo modo, como el dióxido de carbono está formado por estas mismas células del cuerpo, se difunde en la sangre y los mismos glóbulos rojos lo procesan en una fórmula que puede disolverse en la sangre. Esta fórmula se llama bicarbonato. El bicarbonato está hecho de dióxido de carbono y agua, y nuestra sangre lo utiliza para ayudar a controlar la acidez de la sangre. Esto significa que el dióxido de carbono amortigua la acidez, por esto lo llamamos el amortiguador para el pH (el pH es una medida de acidez, con un pH de 7 neutral, los números más bajos son ácidos y los números más altos son alcalinos).

Otro reto para introducir un gas en la sangre es que primero tiene que disolverse en forma líquida antes de que pueda ser absorbido por el cuerpo. Dado que solo una cantidad muy pequeña de oxígeno se puede disolver en agua, necesitamos un área grande para recolectar suficiente oxígeno para alimentar nuestro cuerpo. Nuestros pulmones están diseñados para llenarse de aire cuando respiramos. A medida que el aire se mueve, fluye por nuestra tráquea (en nuestro cuello) y en nuestros bronquios (en la parte superior de nuestro pecho). Los bronquios son tubos grandes que permiten que el aire fluya hacia los lóbulos de los pulmones. Los bronquios se ramifican en tubos más pequeños llamados bronquiolos, que terminan en pequeños sacos llamados alvéolos. Los alvéolos están empacados a lo largo de los bronquiolos como racimos de uvas, pero son mucho más pequeños. Cada alvéolo es de aproximadamente 4 micrómetros (un micrómetro es una milésima de milímetro) de diámetro, y un adulto tiene alrededor de medio billón de alvéolos. Una medida aproximada del número de alvéolos en cada milímetro cúbico de pulmón es alrededor de 170. Esto nos da un estimado de la superficie total de todos los alvéolos en nuestros pulmones de aproximadamente 100 metros cuadrados, del tamaño de un apartamento de 1100 pies cuadrados. Esta inmensa área está empaquetada dentro de nuestros pulmones, y es necesario que absorba suficiente oxígeno cada minuto para que pueda suministrar a todas las células del cuerpo.

Otra característica esencial del pulmón que permite que el oxígeno se disuelva es que todo el revestimiento interno de los alvéolos y los bronquiolos están recubiertos con una fina capa de líquido. Este líquido es segregado por los pulmones, y contiene un moco surfactante. La función del moco es atrapar el polvo que va en camino hacia los pulmones a través de la respiración, para que no se atasque en los alvéolos, y cause irritación y obstaculice nuestra respiración. Este moco es como una capa jabonosa y mantiene los alvéolos resbaladizos. Cuando nosotros exhalamos, expulsamos el aire de los alvéolos y de los revestimientos de los alvéolos. Al tener esta capa, este revestimiento interno de los alvéolos, este tejido delgado no puede pegarse, como cuando sus manos son jabonosas y se deslizan libremente una contra la otra.

El moco se mueve continuamente hacia arriba por las vías respiratorias (los bronquiolos y la tráquea), y hacia la faringe en la parte superior de la garganta. Aquí es donde nos limpiamos y lo votamos al toser. Esto mantiene a los pulmones libres de los desechos. De otra forma, se irritarían los alvéolos delgados y les causarían daños. De hecho, las personas expuestas al polvo fino por largos períodos de tiempo pueden tener partículas que se han pasado a través de las vías respiratorias y se han alojado dentro de los pulmones, lo que puede inflamar el tejido y reducir la función respiratoria. Este es el caso de las personas que fuman o viven o trabajan en zonas con hollín. La inflamación causada por el humo o el hollín que permanece en sus pulmones irrita el revestimiento de los pulmones y esto puede causar mutaciones que conducen al cáncer (ver capítulo sobre cáncer). Estas partículas estancadas en los pulmones pueden disminuir la capacidad respiratoria de los pulmones, lo que dificulta la llegada de cantidades suficientes de oxígeno para el cuerpo.

La infección pulmonar por un virus también puede dañar la respiración, ya que los pulmones aumentarán sus secreciones. Este aumento en el moco ayudará a atrapar cualquier cosa que ingrese a través de las vías respiratorias, pero el aumento de líquido produce más fluido dentro de los pulmones. La capa más gruesa de líquido significa que tomará un poco más de tiempo para que cada partícula de oxígeno se difunda en la sangre. Alguien en esta situación va a sentir falta de aire, lo cual va que mejorar a medida que recupere su salud. Debido a que siempre respiramos el aire que nos rodea, el sistema inmune de los pulmones responde siempre fuertemente para protegernos de infecciones (consulte el capítulo sobre el sistema inmune). Nuestro cuerpo siempre va a atacar a cualquier microbio extraño que entre para evitar que nos infecte.

Los fluidos pulmonares son producidos constantemente por los pulmones, son expulsados para eliminar el polvo y son absorbidos por la sangre. La absorción también ocurre en los alvéolos. La capa delgada de fluido en el que se disuelve el oxígeno es atraída por el movimiento de la sangre alrededor de los alvéolos de vuelta en los capilares que rodean los alvéolos. Este movimiento fluido proporciona la fuerza de tracción para mover el fluido pulmonar al fluido sanguíneo. La producción constante de fluido pulmonar está en equilibrio con la eliminación constante de este fluido, manteniendo el cuerpo oxigenado y los pulmones limpios. Cuando el fluido no se extrae lo suficientemente rápido, como se explica a continuación en la insuficiencia cardíaca congestiva; el líquido causa congestión pulmonar la cual retarda la ingesta de oxígeno, limitando nuestra energía y todo lo que podemos hacer.

Trastornos Del Corazón Y De Los Vasos Sanguíneos

Hay una serie de condiciones que afectan el corazón y los vasos sanguíneos (esta combinación de corazón y vasos sanguíneos se llama sistema cardiovascular). De hecho, hay muchas condiciones comunes del corazón y los vasos sanguíneos. El daño al sistema cardiovascular es la condición médica crónica más común observada en el mundo desarrollado y es cada vez más frecuente en el mundo en vías de desarrollo. Estas condiciones surgen de las elecciones de estilo de vida y de la historia médica familiar. Otra forma de decir esto, es que estas condiciones surgen de la dieta y el ejercicio, así como de los genes que cada uno heredamos. Sabemos que ciertas dietas son beneficiosas y otras son perjudiciales, y sabemos que el ejercicio es casi siempre beneficioso.

Vasos sanguíneos

Si bien hay condiciones genéticas que aumentan el riesgo de acumulación de placa dentro de arterias, parece que la mayoría de las personas con niveles más altos de placa arterial, la tienen debido al consumo de alimentos con mayor contenido de colesterol en combinación con bajos niveles de actividad física. Hipercolesterolemia, o colesterol alto en la sangre, es el término dado a esta condición. Un tipo de esta enfermedad es la hipercolesterolemia familiar, es genética y se transmite de forma hereditaria. Personas con diabetes o con una tiroides que está poco activa (es decir, baja secreción hormonal) también puede tener niveles altos de colesterol. Pero la mayoría de las personas con colesterol alto lo tienen así, debido a la dieta. En estos casos, causados por la dieta, parece que el problema no es el consumo de colesterol en sí, pero si qué tipo de colesterol se consume. El colesterol es un lípido (un hidrocarburo o aceite) y, por lo tanto, no puede disolverse en agua. Dado que la sangre es un líquido a base de agua, el colesterol no se disuelve en ella, y debe ser transportado en la sangre por proteínas llamadas lipoproteínas. Todos los lípidos en la sangre tienen proteínas transportadoras para llevarlos a donde se necesitan. Y dado que cada célula de nuestro cuerpo usa lípidos para mantener la célula intacta, estos lípidos son necesarios en todo el cuerpo. El colesterol se clasifica por su densidad cuando se une a la lipoproteína. Por lo tanto, tenemos colesterol unido a lipoproteínas de alta densidad (HDL) o colesterol unido a lipoproteínas de baja densidad (LDL) u otras (como de muy baja densidad).

Sabemos que el LDL (y las lipoproteínas de baja densidad) son del tipo que aumenta el riesgo de enfermedad cardiovascular, mientras que el HDL lo disminuye. Esto significa que un mayor riesgo está relacionado con un aumento en colesterol que no es HDL. Una buena manera de reducir nuestro riesgo es consumir más fibra (el colesterol LDL se adhiere y se elimina), reducir las grasas saturadas y las grasas trans en los alimentos que consumimos y utilizar grasas no saturadas. Además, es importante estar físicamente activo (lo que ayuda a el cuerpo utilizar más colesterol para que no se acumule tanto). A algunas personas les parece que comer más plantas y menos carne es mejor, ya que las plantas proporcionan fibra y ayudan a disminuir las grasas saturadas. En general, las grasas saturadas se encuentran en los animales, mientras que las plantas no producen colesterol y solo tienen grasas insaturadas. También puede ser beneficioso consumir esteroles a base de plantas (fitosteroles) para la reducción de LDL. Eliminar las grasas trans (que son grasas artificiales producidas a través de grasas vegetales) en la dieta es ciertamente beneficioso ya que nuestro cuerpo no las procesa con facilidad, aumentando así nuestro riesgo de enfermedad cardiaca al aumentar el LDL y disminuir el HDL. Reemplazar las grasas saturadas con grasas monoinsaturadas (como el aceite de oliva) o grasas poliinsaturadas parece proporcionar el mayor beneficio y estudios recientes indican que una dieta mediterránea, que tiene muchas verduras y frutas, así como pescado, y usa aceite de oliva como grasa primaria, puede ser beneficiosa para la mayoría de las personas.

Presión arterial alta - Hipertensión

Cuando hay mucho colesterol LDL, este puede adherirse al interior de las arterias formando lo que se llama placa. A medida que la placa se acumula dentro de las arterias, reduce el espacio para que la sangre viaje. El mismo volumen de sangre aún necesita pasar a través de estas arterias, por lo que el corazón bombea con más fuerza para proporcionar suficiente presión para empujar la misma cantidad de sangre. Así, una persona que tiene sus arterias cubiertas con placa va desarrollar presión arterial alta debido a la disminución de espacio para que la sangre fluya libremente. La presión arterial alta, llamada hipertensión, puede dañar los vasos sanguíneos.

El mejor tratamiento para la hipertensión debido a problemas vasculares como la placa, es modificar nuestra dieta y aumentar el ejercicio para reducir la acumulación de placa. Este es un proceso lento ya que involucra un cambio en el estilo de vida, pero generalmente tiene buenos resultados en términos no solo del problema inmediato (la hipertensión) sino también en mejorar la calidad de vida en general de la persona. Dietas apropiadas y ejercicio serán discutidos en capítulos posteriores.

Bloqueo de la arteria coronaria

Si hay placa dentro de las arterias que proporcionan oxígeno al corazón, esto puede causar problemas severos. Las arterias que proporcionan oxígeno al corazón se denominan arterias coronarias y se ramifican de la aorta para ir directamente al músculo cardíaco y proporcionarle el oxígeno que necesita para su función. Estos vasos se llaman arterias coronarias porque rodean el corazón como una corona. Sin ellos, el músculo cardíaco no puede obtener el suministro constante de oxígeno y glucosa que necesita para seguir bombeando (la sangre dentro del corazón no llega al músculo cardíaco para proporcionar oxígeno, pero sí los capilares unidos a las arterias coronarias). Si alguna arteria coronaria tiene mucha placa, la presión en esa arteria aumenta y llega menos sangre y oxígeno al músculo del corazón. La disminución de la sangre que llega al músculo cardíaco es un problema, porque el corazón siempre tiene que funcionar más rápido cuando estamos activos. Si una arteria coronaria tiene un bloqueo, esa parte del corazón no recibirá suficiente oxígeno cuando el corazón necesite latir más rápido. Esto significa que el corazón estará sin oxígeno cuando lo necesite, y puede colapsar en cualquier momento.

El tratamiento para una arteria bloqueada puede ser diferente dependiendo de su severidad. Si no es grave, los cambios en el estilo de vida pueden ser beneficiosos y suficientes. Se puede hacer un cambio en la dieta y aumentar el ejercicio para mejorar gradualmente. Cuando esto no ayuda, el siguiente paso es una acción quirúrgica simple, como lo es la angioplastia, que es cuando se usa un catéter con una bola para aplanar la placa dentro de la arteria y hacer abrir la vía, o se coloca un plástico adentro para mantener la arteria abierta. La cirugía más compleja puede implicar un bypass, donde la arteria bloqueada es reemplazada con una vena de la pierna del paciente para permitir que la sangre fluya normalmente.

Aneurisma

Un aneurisma es una inflamación de la aorta de manera que la pared de la aorta se hincha hacia afuera, haciéndola parecer un tubo hinchado. Los aneurismas pueden ocurrir en la aorta en el pecho (llamada aneurisma torácica aórtica) o en el abdomen o intestino (llamada aneurisma aórtica abdominal). Un aneurisma puede ser mortal si se rompe, ya que la persona se desangraría rápidamente por dentro a través de la arteria más grande de su cuerpo. Los aneurismas suelen afectar a personas mayores de 65 años que tienen herencia de este tipo de condiciones, quienes fuman, quienes tienen endurecimiento de las arterias, antecedentes de consumo de drogas o una lesión traumática en la zona donde esta arteria se encuentra. Los aneurismas también afligen a los hombres más que a las mujeres. Como no hay síntomas fuertes que los caractericen, las personas con múltiples factores de riesgo deben ser examinados con ultrasonidos para determinar si hay un aneurisma en desarrollo. Si hay un aneurisma de más de 5 cm, puede ser tratado quirúrgicamente con un injerto.

En contraste con los aneurismas aórticos, los aneurismas cerebrales (inflamación de un vaso sanguíneo en el cerebro) ocurren con mayor frecuencia en las mujeres y hay más síntomas en la medida que el aneurisma presione cualquier estructura cerebral. Algunos de estos síntomas incluyen pérdida de equilibrio o percepción, problemas de habla, visión doble, o fatiga. El tratamiento comúnmente implica una intervención quirúrgica mínima.

Ataque al corazón

Si una parte del corazón no tiene oxígeno, esto puede causar un infarto de miocardio (IM), más comúnmente conocido como un ataque al corazón. Se produce un infarto de miocardio en la parte del corazón que padece falta de oxígeno. Cuando el corazón necesita latir más fuerte y no puede recibir suficiente sangre para hacerlo, las células musculares mueren de hambre. A partir de ese momento, esta área dañada del corazón ya no puede contraerse, y el bombeo del corazón se vuelve menos efectivo ya que la parte inactiva del músculo se queda estirada y se vuelve menos efectiva, disminuyendo la actividad cardíaca en general.

Un infarto de miocardio puede ocurrir en cualquier parte del corazón, y su ubicación y su tamaño determinarán su severidad. Un infarto de miocardio en cada cámara del corazón tiene diferentes efectos. Si el infarto del miocardio está dentro de una de las aurículas, generalmente tiene menor efecto sobre la actividad cardíaca, porque las aurículas solo contribuyen con alrededor del 20 por ciento de la actividad cardíaca total. Un infarto de miocardio en la aurícula izquierda, por ejemplo, puede reducir la producción máxima hasta en un 20 por ciento, aunque un infarto de miocardio en la aurícula derecha podría tener un efecto más grave si ocurre en el marcapasos del corazón.

Marcapasos

El marcapasos del corazón está en la aurícula derecha en el nódulo SA. Si el nódulo SA se deteriora por causa de un infarto de miocardio, el marcapasos ya no puede funcionar para regular el ritmo del corazón. Por suerte, todas las células del músculo cardíaco son rítmicamente contráctiles, lo que significa que se contraerán solas si no hay marcapasos. Pero su tasa natural de contracción es más lenta que nuestra tasa normal (aproximadamente 40-60 latidos por minuto). Además, solo el marcapasos puede cambiar el ritmo cardíaco, por lo cual, si no funciona el corazón de la persona no se puede acelerar con actividad física. Este problema se resolvería insertando un marcapasos electrónico para controlar el corazón, con un control que el receptor puede usar para aumentar o disminuir su frecuencia cardíaca. El marcapasos electrónico permite que una persona funcione normalmente, aumentando su ritmo cardíaco cuando está más activo, o disminuyendo cuando esté menos activo.

Válvulas

A veces se produce un infarto de miocardio alrededor de una de las válvulas. En estos casos, el área alrededor de la válvula se vuelve más flojo, y los lados de la válvula se separan, dejando un espacio entre ellos. Este espacio parece como una puerta que es demasiado pequeña para su apertura, y la puerta se cierra y se abre. Sin importar qué válvula se afloje, el resultado es un bombeo de sangre ineficiente y una gran disminución en la actividad cardíaca. Si no podemos encontrar una manera de apretar el músculo cardíaco alrededor de la válvula, la solución más común es extraer quirúrgicamente la válvula y reemplazarla con una válvula mecánica o la válvula del corazón de un cerdo que ha sido tratada para funcionar en el cuerpo humano (esencialmente esterilizada para que no haya proteínas de cerdo visibles para nuestro sistema inmune). ¿Por qué se usa un corazón de cerdo? Los corazones de cerdo son muy similares a los corazones humanos en su tamaño y función, y las válvulas funcionan bien como reemplazos.

Fibrilación

Si el músculo cardíaco está muy por el daño, a menudo vemos un problema llamado fibrilación. La fibrilación ocurre cuando el músculo intenta contraerse cientos de veces por minuto, como si estuviera temblando. Este problema surge cuando hay un área dañada en el corazón y una onda de estimulación circula alrededor, activando las mismas células una y otra vez varias veces por segundo. Esta serie rápida de contracciones muy breves significa que las células del corazón no pueden contraerse totalmente, por lo que la sangre no puede salir completamente de las cavidades del corazón. Esta situación puede ser mortal para la persona que la padece. Suele ocurrir después de un ataque cardíaco, cuando el corazón está irritado por el daño y las células del corazón se debilitan, lo que hace que sea fácil que se sobre estimulen. Si el área dañada está en los ventrículos, la atención inmediata es crítica para la supervivencia. La fibrilación ventricular, hace que la actividad cardíaca decaiga precipitadamente, ya que el corazón nunca llega a expulsar completamente la sangre del ventrículo, por lo que no circula suficiente sangre. En esta situación, es urgente intentar restablecer el ritmo cardíaco. Esto se puede hacer con un pulso eléctrico a través de un desfibrilador, esta es la razón por la cual, la existencia de estos dispositivos, se han vuelto comunes en sitios de trabajo. También, es posible restablecer el ritmo cardíaco con un shock físico rápido en el pecho sobre el corazón. Este último método resulta a menudo exitoso si es realizado por personas que han sido entrenadas para ello, y se hace golpeando con fuerza el pecho con la palma abierta. Si se cree que es necesario usar este método, se debe golpear lo suficientemente fuerte como para crear un pulso de presión que podrá posiblemente restablecer la actividad en el corazón, pero no tan fuerte como para romper un hueso.

La fibrilación auricular ocurre cuando el daño está en la aurícula y la parte superior de las fibrillas del corazón. Si bien esta condición es peligrosa y requiere tratamiento, no es tan devastadora como la fibrilación ventricular. Dado que las aurículas son responsables del 20 por ciento de la actividad cardiaca, con fibrilación auricular, la persona todavía tiene el 80 por ciento de su actividad cardíaca. La fibrilación auricular se puede tratar llevando a la persona a (que reciba) recibir atención médica donde la puedan monitorear y elegir el mejor curso de acción. El personal médico podrá elegir la acción correcta, que puede implicar diferentes estrategias para calmar el corazón y detener la fibrilación.

Insuficiencia cardíaca congestiva

Cuando alguien ha reducido sustancialmente el gasto cardíaco, puede estar en riesgo de insuficiencia cardíaca congestiva. Y aunque el nombre de esta condición asusta, la mayoría de las personas diagnosticadas con insuficiencia cardíaca congestiva pueden vivir con ella durante muchos años. Las palabras "insuficiencia cardíaca" suenan aterradoras, por supuesto, pero la realidad es que el nombre de esta condición es por la congestión y su causa. La insuficiencia cardíaca congestiva es una condición médica en la que los pulmones están congestionados, y esta congestión se debe a una disminución en la actividad cardiaca. Muy a menudo, esta disminución se debe a un ataque cardíaco, donde el corazón (no) ya no puede contraerse tan fuerte como solía hacerlo. Debido a las contracciones más débiles, la sangre es bombeada desde el corazón a una velocidad mucho más lenta. Para entender por qué hay congestión por la disminución de actividad, necesitamos recordar cómo funcionan los pulmones. Hay fluido dentro de los pulmones para permitir que el oxígeno se disuelva y evitar que el revestimiento de los pulmones se pegue. Este fluido está siendo producido y removido constantemente. Su eliminación es automática, extraída por la sangre que se mueve rápidamente alrededor de cada uno de los alvéolos. El movimiento de la sangre crea una succión para extraer fluido de los alvéolos.

Cuando la sangre se mueve más lentamente, la succión del líquido en los pulmones también disminuye, y el líquido puede acumularse dentro de los pulmones. Si se acumula líquido en los pulmones, el oxígeno tarda más en difundirse a través de este líquido y llegar hasta la sangre. Lo que ocurrirá es que la persona colapsará y morirá por falta de aire, incluso mientras respira normalmente, ya que el aire que respira tardará más en atravesar la capa gruesa de líquido en los alvéolos. Las personas con esta condición usualmente jadean mientras respiran y sienten dificultad para inhalar. Uno de los ejercicios para contrarrestar esto es respirar profundamente. Otra forma de ayudar a personas con esta condición es dándoles de tomar un diurético. Un diurético es una droga que hace que una persona orine más. Si alguien con congestión pulmonar orina más, su sangre aumenta un poco más de concentración, lo que ayuda a extraer más agua de los pulmones y eliminar el exceso fluido.

Las personas con insuficiencia cardíaca congestiva generalmente necesitan estar menos activas debido a la baja actividad cardíaca, y les toma más esfuerzo hacer cosas, ya que su capacidad de obtener oxígeno de la sangre es más lenta. Otra observación es que sus tobillos y muñecas generalmente están hinchados; esta es la misma razón por la cual el líquido se acumula en los pulmones, ya que la sangre se mueve más lentamente y no extrae todo el líquido hacia las venas, por lo que, queda un poco de este líquido en los brazos y las piernas. La insuficiencia cardíaca congestiva se trata como una enfermedad crónica (es decir, a largo plazo), y los medicamentos para aumentar la contractibilidad del corazón y aumentar la eliminación de líquido se utilizan para aliviar la condición. Además, se utilizan ejercicios de respiración profunda y movimientos como caminar para ayudar a mover el líquido y ayudar a limpiar de los pulmones.

Latidos del corazón

Comúnmente, las personas llegan a entender que tienen un sonido cardíaco. Un sonido cardíaco es un término muy general que significa cualquier sonido que provenga del área del corazón. Hay muchas cosas que pueden crear sonidos en el corazón, siendo el más conocido, el sonido del corazón hecho por cierre de las válvulas AV y las válvulas semilunares. Estos son sonidos normales que todos tenemos. Hay otros ruidos cardíacos que son normales, solo difíciles de escuchar, pero hay sonidos que son de más preocupación, y estos arrojan mucha información para alguien capacitado como un médico. Algunas veces suena como clic, y estas son generalmente válvulas que son un poco pegajosas. De vez en cuando, alguien tendrá un silbido que sale desde su corazón y esto puede significar que una válvula está dejando que la sangre pase a través de ella en dirección inversa, quizás porque la válvula no se puede cerrar completamente. A veces una persona puede tener una pequeña perforación entre las aurículas izquierda y derecha (un "agujero" en el corazón), en cuyo caso la sangre con oxígeno y la sangre baja en oxígeno se mezclan un poco. Esto es más común en recién nacidos prematuros, y la razón es que las aurículas derecha e izquierda no se separan completamente solo hasta después de que nacemos. Si no se cierran solas, es posible hacerlo con una intervención quirúrgica, pero generalmente se sellan sin tal acción. Para un bebé, si la abertura es suficientemente pequeña, el riesgo es bajo, particularmente si se puede sellar por sí sola. Por esta razón, la cirugía no sería la primera opción a menos que haya otras preocupaciones.

Si le dicen que tiene un sonido cardíaco, es necesario hacer preguntas para que entienda qué es lo que causa este sonido y lo que le está causando. Las preguntas deberían ser: ¿Qué está causando el sonido? (asegúrese de pedir un seguimiento para aclarar dudas si no entendió); ¿Qué tanto me debo preocupar? ¿Estoy en riesgo de que me pase algo? ¿Cuándo podría suceder esto? ¿Debería cambiar mis actividades debido a esto? ¿De qué debería estar pendiente? ¿Eso significa que debo venir para hacerme un examen?

Digestión

Necesitamos comer para obtener los nutrientes y la energía que necesitamos cada día. Tenemos nutrientes principales para nuestro funcionamiento y nutrientes menores. Los nutrientes principales son alimentos de los que necesitamos mucho cada día, tales como proteínas, carbohidratos, grasas y agua. Los nutrientes menores son aquellos de los cuales necesitamos poco, como vitaminas y minerales. Se necesitan nutrientes mayores y menores cada día. Nuestro sistema digestivo toma estos alimentos, los divide en sus componentes básicos y luego los absorbe en cantidades muy pequeñas a través de nuestra sangre.

En general, los nutrientes menores provienen de los alimentos y los absorbemos en nuestra sangre. Los nutrientes principales tienen un proceso de dos pasos para ser absorbidos. Debido a que son moléculas grandes, primero deben desintegradas en cantidades más pequeñas (los bloques de construcción para los carbohidratos, proteínas y grasas), para luego poder ser absorbidos. Para los carbohidratos, esto significa dividirse en azúcares. Las grasas se dividen en ácidos grasos y glicerol, y las proteínas se dividen en aminoácidos. Nuestro intestino puede absorber estas moléculas pequeñas, pero no puede absorber las más grandes. Si no nos desintegráramos los carbohidratos, grasas o proteínas, pasarían por nuestro sistema digestivo y serían eliminados. Así que necesitamos separar los alimentos para poder usar sus nutrientes.

Una vez que estos alimentos se descomponen, viajan en nuestra sangre y son recogidos por las células para usarlos para construir moléculas nuevas. Cada célula es una pequeña fábrica, que constantemente produce proteínas, membranas, energía y moléculas de señalización. Para hacer estas moléculas, la célula necesita un suministro constante de materia prima, en forma de azúcares, ácidos grasos, aminoácidos, vitaminas y minerales.

De hecho, todos los seres vivos necesitan azúcares, aminoácidos y ácidos grasos para producir sus células. Esto es, porque todos los seres vivos tienen una estructura similar, están hechos de células y usan proteínas para funcionar, y carbohidratos y grasas para proporcionar energía y estructura. Para todas las células, los azúcares, aminoácidos y los ácidos grasos son los componentes moleculares necesarios para hacer las moléculas más grandes que necesitan las células. Todos los animales comen estos nutrientes para obtener los componentes básicos. Por otro lado, las plantas pueden producir sus azúcares directamente con la luz solar, el dióxido de carbono y el agua. Las plantas son autosuficientes debido a que pueden producir la energía que necesitan. Aun así, ellas necesitan absorber minerales, pero estas pueden producir la energía y las moléculas que nosotros y todos los animales necesitamos para sobrevivir.

Sistema digestivo

Nuestro sistema digestivo tiene varios órganos que trabajan juntos para descomponer los alimentos que consumimos, absorberlos a través de nuestra sangre y regular la cantidad de cada uno de ellos en el organismo al almacenar moléculas que se pueden usar después. Estos órganos son el tracto gastrointestinal, el hígado, páncreas y vesícula biliar.

El tracto gastrointestinal es un tubo que atraviesa nuestro cuerpo, comenzando en la boca, bajando al estómago e intestinos y saliendo por el ano. Cualquier cosa que pase a través del tracto gastrointestinal es absorbida por el cuerpo, técnicamente algunos desechos y elementos nunca ingresan al cuerpo directamente, se quedan en el tracto y se eliminan por las heces. El tracto tiene una actividad que permite que tenga lugar la digestión o absorción, y estas actividades cambian a medida que avanzamos de una parte del tracto gastrointestinal a la siguiente.

Funcionalmente, el tracto gastrointestinal necesita descomponer las moléculas grandes para que puedan ser absorbidas. Para hacer esto, se utilizan varios procesos mecánicos y químicos, cada uno de los cuales ocurre en una sección diferente del tracto. Todo comienza en la boca, donde nuestros dientes mastican los bocados de comida para quebrarlos en partículas más pequeñas. Mientras masticamos nuestra comida, segregamos saliva para humedecerla, tragarla y permitirnos saborearla mejor. La saliva contiene una enzima llamada amilasa que descompone las moléculas de carbohidratos en azúcares. Es por eso, que los alimentos con almidón tienen un sabor más completo, en la medida que más los masticamos, la amilasa separa los grupos de azúcares que la lengua luego va a detectar. Hay que tener en cuenta que los alimentos no tienen sabor azucarado, solo aumentan su sabor a medida que se mastican y se liberar algunos azúcares que dan ese sabor dulce.

Nuestras lenguas pueden detectar al menos cinco sabores: salado, dulce, agrio, amargo y umami (delicioso). También podemos sentir el calor y frío, que responden a la temperatura y al pimiento picante (calor) o mentol (frío), y hay alguna indicación de que también podemos sentir la grasa. Los alimentos tienen muchos más sabores que estos, y eso se debe a que nuestro sentido del olfato también detecta información para nosotros poder saborear la comida. Una vez que estamos masticando los alimentos en la boca, no solo son las papilas gustativas en la lengua las que detectan los sabores en la comida, también hay muchas partes de los alimentos que llegan a nuestro sentido del olfato en el área más arriba de la boca y detrás de la nariz, y esto adiciona a nuestro sentido para saborear la comida.

La saliva también contiene moco. El moco es resbaladizo y recubre los alimentos para que puedan deslizarse a lo largo del tracto digestivo sin atascarse. Esto es, especialmente importante para los alimentos que acabamos de colocar en la boca, ya que pueden estar secos y nuestro esófago (la parte del tracto gastrointestinal que se conecta desde debajo de la boca hasta el estómago) debe protegerse contra rasguños. Cada vez que se traga sin masticar, o se toma un bocado de comida que es demasiado grande, se puede sentir la incomodidad de cuando se arrastra hasta el estómago. Esto se debe a que los alimentos que no están cubiertos de moco rasguñan el esófago. Además, cuando bebemos líquidos demasiado calientes, corremos el riesgo de quemar nuestra garganta e incluso el esófago. Si uno se rasguña y se quema regularmente, esto puede causar inflamación (irritación) de estas áreas, lo que aumenta el riesgo de desarrollar cáncer en esas áreas en particular, como lo discutimos en el capítulo sobre el cáncer. En general, si el tragar duele, esto está inflamando el área, y si esto sucede a menudo, pueden mutar algunas células en esa región y hacerlas precancerosas.

Una vez que tragamos, la comida se mueve a lo largo del esófago por la peristalsis para llegar al estómago. Como el peristalsis mueve la comida, no dependemos de la gravedad para moverla, y podemos estar hasta acostados mientras comemos y la comida aún viajará hacia el estómago.

El estómago

El estómago es un ambiente único en nuestro cuerpo. Tiene una capa extra de músculo liso a su alrededor para que pueda mezclar muy bien lo que hay adentro. Tiene un esfínter (este es un anillo muscular que aprieta el tracto gastrointestinal para detener el flujo) en cada extremo para mantener el contenido dentro del estómago. Una vez que la comida ingresa al estómago, permanece allí por un tiempo y se mezcla bien con las secreciones estomacales. Las secreciones del estómago son moco (una capa gruesa de moco protege el revestimiento del estómago), un ácido llamado ácido clorhídrico y una enzima llamada pepsina. La pepsina es la única enzima en nuestro cuerpo que funciona en un ambiente ácido, y nuestro estómago es muy ácido, con un pH de 2 o 3 (el pH es una medida de iones de hidrógeno, o acidez, números de pH inferiores a 7 son ácidos, con valores inferiores a 4 muy ácidos). Este nivel de ácido se ve en varias bebidas, la mayoría de las gaseosas tienen alrededor de 3 y hay muchos jugos cítricos cercanos a ese nivel de ácido.

Algunas personas tienen acidez estomacal, que es el reflujo del contenido del estómago hacia el esófago debido a un esfínter débil o a un gran volumen de contenido en el estómago. Esta sensación de ardor en el esófago se llama acidez estomacal y el ardor se siente casi cerca del corazón. Aquellas personas a las que a menudo el ácido estomacal le llega a la boca (ya sea por reflujo o por vómitos) o quienes consumen muchos alimentos ácidos (como gaseosas o cítricos), puede traer como consecuencia que el esmalte de sus dientes sea erosionado por este ácido. Parte de la erosión del esmalte ocurre debido al desgaste a largo plazo de los dientes, pero se acelera con las comidas y bebidas ácidas. Si esto se convierte en algo de preocupación, puede ser conveniente reducir el consumo de gaseosas, beber agua pura después de comer algo ácido y esperar al menos 20 minutos después de ingerir estos alimentos antes de cepillarse los dientes, para así no frotar el esmalte de los dientes cuando ha sido suavizado por el ácido.

La acidez del estómago tiene un propósito muy específico. Entre los alimentos que comemos, las moléculas de proteína son muy largas y se retuercen y se enrollan sobre sí mismas para formar estructuras tridimensionales apretadas en su forma natural. Con todo el plegado y la torsión, es difícil usar una enzima para cortar la proteína. Al exponer la proteína al ácido, el enrollamiento de la proteína se deshace y los hilos de la proteína se enderezan. Este desenrollamiento se llama desnaturalizar la proteína. Una vez que esto sucede, la enzima pepsina puede cortar la proteína en segmentos más pequeños, llamados péptidos.

Una vez que la comida se mezcla bien en el estómago con el ácido y la enzima, la proteína comenzará a descomponerse. El estómago es bueno para mezclar alimentos debido a su capa extra de músculo. La actividad del estómago comienza cuando comemos, cuando pensamos en comida, o cuando bebemos algo de alcohol. Si el estómago está vacío cuando esto empieza, a menudo escuchamos el movimiento del aire dentro del estómago, un sonido que llamamos "gruñido". Es simplemente que mientras nos preparamos para ingerir la comida, el estómago segrega la mucosidad y los líquidos digestivos comienzan a mezclarse. Si solo hay aire y la mucosidad, la burbuja de aire se pasa de un lado a otro y escuchamos como se empuja de un extremo del estómago al otro. Esto es lo que escuchamos cuando tenemos hambre y comenzamos a pensar en comida.

Intestino

Una vez que el estómago ha terminado de romper las proteínas, el esfínter pilórico, el que evita que la comida salga del estómago, se relaja y el contenido del estómago se vacía en el pequeño intestino. Dado que estos contenidos son ácidos, nuestro cuerpo neutraliza inmediatamente el ácido con amortiguadores para que no dañemos nuestro intestino. Estos amortiguadores (o revestimiento) están hechos por el páncreas y colocados en la primera parte del intestino delgado (el duodeno). Junto con los amortiguadores, el páncreas también produce muchas enzimas que se utilizan para descomponer todos los productos alimenticios. Todos nosotros tenemos enzimas para procesar todos los carbohidratos, proteínas, grasas y ácidos nucleicos (ADN) en el duodeno.

Para que las grasas se descompongan, primero debemos dejar que se mezclen. Recuerda que el aceite y el agua normalmente no se mezclan. El líquido que contienen todos los alimentos descompuestos es principalmente acuoso, por lo que las grasas en nuestra comida se mantendrían unidas y no serían digeridas a menos que las emulsionemos. La emulsión es el proceso a través del cual las grasas se mezclan con el agua. Por ejemplo, el jabón emulsiona la grasa. Cuando se lava un sartén grasoso con jabón, un lado de las moléculas de jabón rodea cada parte de grasa, y el otro lado de las moléculas de jabón se conecta con el agua. Esto quiere decir, que el jabón es anfipático (lo que significa que es compatible con ambos lados). Tiene dos lados y se puede conectar tanto a la grasa como al agua.

El compuesto que nuestro cuerpo produce para emulsionar las grasas es la bilis. La bilis es producida por el hígado y se almacena en la vesícula biliar, un pequeño saco que se encuentra en la superficie frontal del hígado. Cuando las grasas entran al intestino, la vesícula se contrae para exprimir la bilis en el duodeno donde emulsiona las grasas que entran. Una vez que la grasa se emulsiona, las enzimas pueden descomponerla o desintegrarla para luego ser absorbida por el cuerpo.

Absorción de nutrientes

Una vez que las moléculas grandes se descomponen en partes más pequeñas, estas se absorben en la sangre junto con los minerales y vitaminas. Todo lo que se disuelve en agua se va directamente a los vasos sanguíneos que viajan inmediatamente al hígado, donde la mayoría de los nutrientes se eliminan y almacenan. Nuestro hígado proporciona un depósito de nutrientes que luego pueden ser lentamente liberados durante todo el día para que nuestra sangre siempre tenga un suministro de cada nutriente. Debido a su importante papel en el almacenamiento de nutrientes, el hígado de cualquier animal es una parte rica en nutrientes del cuerpo. Es por esto, que el color y el sabor del hígado animal son intensos, hay muchas vitaminas, minerales y otros nutrientes.

Los nutrientes se absorben a lo largo de la mayor parte del intestino delgado. El intestino grueso absorbe agua y empaqueta los desechos restantes para su eliminación. El intestino grueso también alberga bacterias beneficiosas que comen algunos de los contenidos para sintetizar vitamina B12 (que nuestro cuerpo luego absorbe y utiliza).

Microbioma

Las bacterias buenas en nuestros intestinos son llamadas microbiomas. Estas son muy importantes para nuestra salud. Por un lado, estas bacterias mantienen nuestro intestino saludable e incluso crean algunos productos que nuestro cuerpo necesita. Cuando nos enfermamos por intoxicación alimenticia, nuestros intestinos se vacían para eliminar la infección, pero se quedan con un poco de las bacterias buenas para cuando estemos bien. Además, comer alimentos fermentados como el yogurt, que tiene cultivos bacterianos vivos, ayuda a mantener un buen equilibrio de bacterias en nuestro tracto gastrointestinal.

Cuando nace un bebé, obtiene estas bacterias de su madre y posiblemente también obtiene desde la primera vez que es amamantado, cuando el bebé toma el calostro (la primera leche de la madre).

Eliminación de desechos

Además de aportar nuevos nutrientes, también necesitamos eliminar los desechos. En el sistema digestivo, los materiales no digeridos se empaquetan en el colon para su eliminación. Cuando se consume mucha fibra (principalmente verduras y frutas), la fibra hace que nuestro paquete de material de desecho quede más suelto, reteniendo así más agua, y eliminando más fácilmente al defecar. Cuando tenemos muy poca fibra en nuestra dieta, los desechos se empaquetan de manera más sólida y se mueven con menos facilidad. Además, el colon continúa absorbiendo agua de los alimentos que ingerimos, por lo que los desechos se aprietan y secan más con el tiempo. Por supuesto, la bacteria en nuestro intestino tiene más tiempo para trabajar en los desechos, produciendo algunos nutrientes para nosotros (por ejemplo, vitamina K, que es necesaria para la coagulación de la sangre, esta es sintetizada por microbios en nuestro intestino).

Además de los desechos de la digestión, también producimos desechos dentro de nuestro cuerpo que necesitan ser eliminados. Estos desechos son dióxido de carbono, también producido en nuestras células cuando usamos el oxígeno, así como también los desechos que contienen nitrógeno que es un subproducto del uso de las proteínas.

El dióxido de carbono es eliminado principalmente por los pulmones, cuando lo exhalamos e inhalamos oxígeno fresco a través de la sangre. Nuestros pulmones también pueden ayudar a eliminar parte del ácido en nuestro cuerpo al eliminar dióxido de carbono, como vimos en la sección sobre pulmones. Pero la mayoría del ácido, junto con el exceso de nitrógeno, son eliminados por los riñones. Nuestros riñones filtran constantemente la sangre, y en el proceso eliminan el exceso de nitrógeno y ácido, junto con la sal y el agua. Al hacer esto, los riñones salvan todo el azúcar en la sangre para ser usado por el cuerpo. Por el hecho de que estamos eliminando los desechos, la orina tiene un alto contenido de nitrógeno y puede usarse como fertilizante para las plantas (debe diluirse con agua debido a la gran cantidad de sal y nitrógeno). Los riñones también eliminan activamente algunos productos químicos de nuestro cuerpo, pero en su mayor parte el papel principal de los riñones es eliminar el nitrógeno, desechos, ácidos y sales para mantener nuestro cuerpo en equilibrio.

Diabetes

Nuestro cuerpo trabaja para mantener constante los niveles de azúcar en la sangre (glucosa en la sangre) así estemos comiendo o no. La razón de esto es que nuestro cerebro no puede almacenar azúcar y necesita obtenerla de la sangre, según sea necesario. Nuestro cerebro utiliza aproximadamente una quinta parte de toda la energía utilizada por nuestro cuerpo, por lo que el cerebro depende del suministro constante de sangre para poder obtener glucosa y la utiliza para generar la energía que necesita. Esto significa que el nivel de glucosa en la sangre debe mantenerse constante, nunca bajar demasiado (hipoglicemia) lo que nos haría desmayarnos, o subir demasiado (hiperglucemia), y causar daño a nuestras células cerebrales.

El páncreas, es el órgano que controla el nivel de azúcar en la sangre, está localizado justo debajo del estómago, también produce las barreras y enzimas necesarias para que ocurra la digestión. El páncreas produce las dos hormonas que controlan la glucosa: insulina y glucagón. Después de comer una comida, el nivel de azúcar en la sangre comienza a subir. El páncreas mide esto y libera insulina en la sangre, para que las células del hígado tomen la glucosa extra y la almacenen para su uso posterior. Y luego, cuando no hayamos comido por un tiempo y el nivel de glucosa en la sangre comienza a caer, el páncreas libera el glucagón, que hace que el hígado libere parte de la glucosa almacenada y esta pueda ir a la sangre. Este sistema mantiene constante la glucosa en sangre.

Diabetes

Hay condiciones médicas en las que los niveles de glucosa en sangre no se controlan. Si esto ocurre por periodos prolongados de tiempo, las células nerviosas se dañan, especialmente las que se encuentran en los extremos del cuerpo (pies, manos y también ojos). Cuando esto sucede, el nivel de glucosa alto (llamado hiperglicemia) hace que las células nerviosas mueran, lo que resulta en un daño a los nervios, llamado neuropatía. Lo que sucede en la neuropatía es que una persona pierde la sensibilidad en sus pies o manos y posteriormente comienza a perder la vista. Al perder la sensación en los pies, por ejemplo, ya no sentiría si tiene una lesión que causa dolor, ya que el dolor es uno de los sentidos que se pierde. Esto significa que las neuropatías provocan lesiones e infecciones, porque no hay sensación en las piernas o en los brazos. Si no sentimos dolor cuando nos cortamos, la infección puede desarrollarse sin nosotros saberlo.

La palabra utilizada cuando la glucosa en sangre no está bajo control es diabetes mellitus. Diabetes significa que estamos liberando mucha agua (un gran volumen de orina) y mellitus significa que es dulce. Normalmente, el azúcar nunca llega a la orina, ya que la mantenemos en nuestro cuerpo para usarla. Pero si el azúcar en la sangre no está controlada, entonces cuando comamos habrá demasiado azúcar en la sangre. Cuando el nivel de azúcar en la sangre es alto, parte de este azúcar es expulsado por los riñones, lo que hace que la orina sea dulce. Cuando esto sucede, debemos intentar recuperar un equilibrio en la glucosa. Si no lo hacemos, muchos de los órganos de nuestro cuerpo pueden dañarse debido a estos grandes cambios.

La regulación hormonal (insulina / glucagón) de glucosa en la sangre es necesaria para mantener la función normal del cuerpo. Pérdida de control sobre la glucosa en sangre conduce a más daño, primero con neuropatías, luego con múltiples infecciones y luego daño nervioso grave (pérdida de sensibilidad, pérdida de visión) que puede llegar a amenazar la vida de la persona.

La diabetes mellitus se identifica primero por tener azúcar en la orina (y también un mayor volumen de orina de lo habitual). La primera prueba es medir el azúcar en la orina. Bajo circunstancias normales, nunca hay azúcar en la orina, por lo que, si hay azúcar indica que hay diabetes. Los dos tipos principales de diabetes mellitus son: Tipo I, que hace a la persona depender de la insulina, y Tipo II, que no hace a la persona depender de la insulina.

Diabetes tipo I

La diabetes tipo I es una enfermedad autoinmune. Suele comenzar durante la infancia y es causado por el sistema inmune del cuerpo que destruye la parte del páncreas que produce insulina. A medida que esto sucede, la persona produce cada vez menos insulina, y finalmente produce tan poca cantidad, que el azúcar en la sangre no se elimina y hay demasiada glucosa en la sangre. Este tipo de diabetes insulino dependiente, ocasiona altos y bajos en la cantidad de glucosa en la sangre. La falta de insulina significa que esa glucosa no se almacena para su uso posterior, sino que permanece en la sangre. Después de comer cualquier cosa, hay un alza del azúcar y la persona se siente casi mareada con un exceso de energía. Pero varias horas después, una vez que los azúcares de esta comida se están agotando, el azúcar en la sangre cae debajo de lo normal y la persona se marea y se desmaya si no come algo. Este cambio drástico en los niveles de azúcar es especialmente peligroso para el cerebro y el sistema nervioso, ya que estos dependen del azúcar en la sangre para obtener toda su energía. Si el azúcar en la sangre pasa cambios drásticos, los nervios se dañan. El tratamiento para este tipo de diabetes es vigilar de cerca el azúcar en la sangre e inyectarse insulina cada vez que se come. Hay varios métodos para inyectar insulina: con aguja, una bomba o con un inhalador.

La diabetes tipo I significaba tener una vida corta con muchas infecciones, pero el desarrollo de la insulina inyectable desde hace un siglo (por el Dr. William Sansum en 1922) ha ayudado a que los pacientes con Diabetes Tipo I tengan la esperanza de una vida normal, y si se cuidan y responden al tratamiento, no desarrollan neuropatías.

Diabetes tipo II

La diabetes tipo II no depende de la insulina. En el tipo II, el cuerpo produce mucha insulina, pero las células del hígado no responden a eso. Cuando alguien tiene diabetes tipo II, su nivel de azúcar en la sangre aumenta después de comer, se libera insulina y el hígado no extrae el azúcar de la sangre. En este caso, la glucosa en la sangre aumenta con cada comida y solo baja lentamente a medida que el cuerpo usa la energía. El sistema nervioso también se daña con el Tipo II, por lo que también debe tratarse.

La diabetes tipo II tiene varias causas posibles. Algunas personas corren un mayor riesgo debido a sus genes y otros están en mayor riesgo debido a sus patrones de alimentación. La visión común de cómo comienza la diabetes tipo II es por comer con frecuencia. Primero, necesitamos saber que cada vez que comemos, es actividad digestiva para nuestro cuerpo. Una comida puede ser pequeña, como una cuchara de arroz, una galleta, una fruta, un trozo de chocolate o té o café con azúcar o leche. En cada uno de estos casos, los carbohidratos que estos alimentos contienen se digieren y añaden azúcar en la sangre. El páncreas responde liberando insulina para que el azúcar se elimine y se almacene. En circunstancias normales, después de cada comida, no consumimos ningún alimento durante horas, se libera insulina, los niveles de glucosa vuelven a la normalidad y la liberación de insulina se detiene.

En condiciones no diabéticas, las células del hígado ven que la insulina sube y baja. Estas células responden cuando hay insulina y se detienen cuando no hay insulina. Pero si una comida no se ha completado (no se ha digerido y el azúcar se ha almacenado) antes de que comience la próxima comida, entonces el páncreas no deja de liberar insulina. En presencia de insulina constante, las células hepáticas ya no responden a la insulina. El hígado normalmente funciona absorbiendo azúcar cuando la insulina es alta y no absorbe azúcar cuando la insulina es baja. Si la insulina se mantiene elevada, el hígado se restablecerá gradualmente para tratar el nivel constante de insulina como si no tuviera insulina. Cuando esto sucede, el páncreas ve que la glucosa en la sangre no está disminuyendo, por lo que libera más insulina para informar al hígado y que este absorba el azúcar. Este aumento de insulina hace que el hígado responda al principio, pero con el tiempo el hígado se vuelve resistente a este nuevo nivel de insulina en la sangre y lo trata como si estuviese mandando una señal de insulina baja, y por lo tanto no elimina el azúcar. Este círculo vicioso de respuesta a la insulina se convierte en un gran problema y los niveles de azúcar en la sangre se descontrolan.

Las personas con mayor riesgo de diabetes tipo II son aquellas que la padecen en su familia y las que tienen diabetes por exceso de peso. Si una persona tiene varios familiares con Diabetes Tipo II, esta persona tiene mayor riesgo de desarrollarla. Si una es persona es obesa, también está en alto riesgo. Algunos medios exitosos para reducir el riesgo es bajar el peso corporal a un rango normal, reducir o eliminar todos los refrigerios entre comidas (permitiendo sólo agua, té o café, sin azúcar ni leche), de modo que haya al menos cuatro horas entre cada comida. Además, aumentar la actividad física es beneficioso, ya que ayuda a reducir el azúcar que circula en la sangre a medida que se utiliza en el ejercicio. No comer más de tres o cuatro veces al día, reduciendo la cantidad total de carbohidratos (de modo que todos los alimentos sean digeridos por el cuerpo y bien almacenados antes de la próxima comida) y hacer ejercicio puede ayudar a reducir las posibilidades de desarrollar diabetes tipo II.

Diabetes gestacional

Las mujeres embarazadas tienen el riesgo de desarrollar diabetes gestacional, que es un tipo de diabetes que se desarrolla alrededor del sexto mes de un embarazo. Esta condición afecta del 5 al 10 por ciento de las mujeres embarazadas, y es causada por la resistencia a la insulina en el cuerpo de la mujer. En este caso, la causa es el bebé en desarrollo que necesita glucosa para desarrollarse. El cuerpo de la mujer embarazada aumenta sus niveles de glucosa en la sangre para darle al bebé la energía para crecer. Esto puede conducir a una condición diabética durante el embarazo, ya que la resistencia a la insulina disminuye la capacidad de la madre para controlar su glucosa en la sangre. Los riesgos son tanto para la madre como para el niño. La madre tiene mayor riesgo de tener una cesárea y desarrollar diabetes tipo II después del embarazo (aunque en la mayoría de los casos la diabetes gestacional desaparece después del embarazo y no conduce al Tipo II). El bebé en este caso tendría un alto riesgo de sobrepeso, desarrollo de obesidad y diabetes tipo II en la edad adulta.

El tratamiento más exitoso para tratar o prevenir la diabetes gestacional es tener un plan de comidas especiales y actividad física regular. Además, evitar tener sobrepeso es muy útil, como lo es bajar de peso si uno es obeso al limitar la ingesta de alimentos y la cantidad de comidas, tener una dieta saludable y hacer ejercicio.

Hormonas

Nuestro cuerpo utiliza hormonas para controlar muchas funciones. Nuestra digestión es controlada por varias hormonas que regulan cada parte del proceso digestivo y también otras hormonas (insulina y glucagón) que mantienen constantes los niveles de azúcar en la sangre. Las hormonas se producen en respuesta a señales específicas en nuestro cuerpo y luego son liberadas en la sangre y estas hormonas pueden activar funciones específicas en cualquier parte del cuerpo para mantener las cosas en equilibrio.

Las glándulas liberan hormonas. La mayoría de las glándulas se encuentran en la cabeza, el cuello o el dorso. La glándula que está en la cabeza es la pituitaria, a menudo la llamamos la glándula maestra porque puede controlar muchas actividades, que incluyen crecimiento corporal, función sexual, equilibrio de la sal en el cuerpo, la respuesta al estrés y más.

Tiroides-paratiroides y calcio

Hay dos glándulas en el cuello, la glándula tiroides y la glándula paratiroides. Estas dos trabajan juntas para mantener estable el nivel de calcio en nuestra sangre, utilizando los huesos como un sitio de almacenamiento para el calcio. La tiroides libera calcitonina, que mueve el calcio de la sangre al hueso, mientras que la paratiroides libera la hormona paratiroidea, que extrae el calcio de los huesos y lo pone de vuelta en la sangre. El calcio es un mineral importante en nuestro cuerpo y es utilizado por todas nuestras células. El calcio también es necesario para el crecimiento óseo y la resistencia ósea. La vitamina D está involucrada en este ciclo del calcio, ya que la vitamina D nos ayuda a absorber el calcio de nuestros alimentos y evita que lo perdamos a través de la orina.

La glándula tiroides tiene otra hormona, llamada tiroxina, que controla nuestra tasa metabólica. La liberación de esta hormona es controlada por el hipotálamo en el cerebro, enviando una señal a la tiroides. La hormona tiroidea necesita yodo en nuestro cuerpo, razón por la cual, la sal es yodada (el yodo es añadido). Sin yodo y con algunas condiciones médicas, no podríamos producir suficiente tiroxina. Con la tiroxina baja (llamado hipotiroidismo), un adulto tendría un metabolismo bajo y puede tener depresión y cansancio severo. Un niño con bajo nivel de tiroxina puede tener un cuerpo y crecimiento cerebral más lento, por lo que es importante que en cada uno de estos casos, esta condición sea tratado (a) de inmediato.

También hay condiciones en las que la tiroides está demasiado activa (llamada hipertiroidismo), como cuando se tiene un tumor o una enfermedad llamada Grave's Disease. En estos casos, el crecimiento de la glándula tiroides puede verse como un bocio (una inflamación en la región del cuello) y la persona puede tener una tasa metabólica alta, puede ser irritable y tener latidos rápidos del corazón.

Glándulas suprarrenales y el cortisol

Las glándulas suprarrenales están encima de los riñones. Tienen dos partes, la parte interna (la médula suprarrenal) que produce adrenalina (también llamada epinefrina) para cuando necesitemos actuar con urgencia, como cuando se juega un partido de fútbol o si alguien nos persigue o nos asusta. La adrenalina aumenta los latidos del corazón, respiración y pone más glucosa en la sangre para que podamos actuar más rápido.

La parte externa de la glándula suprarrenal (la corteza suprarrenal) produce una hormona que ayuda al riñón a controlar la cantidad de sal en nuestro cuerpo (aldosterona) y produce una hormona llamada cortisol. La liberación de cortisol es controlada por el hipotálamo y tiene varios efectos. Cuando el cortisol se libera en la sangre por cortos períodos de tiempo, acelera la recuperación de lesiones y estimula el aprendizaje. Si el cortisol se libera en la sangre por un tiempo prolongado (días o semanas), este tiene el efecto contrario, retrasando el proceso de recuperación y afectando la memoria.

El cortisol se libera en la sangre cuando estamos estresados. Si el estrés es breve (una hora o parte de un día), el efecto es ayudarnos a desviar energía para hacer algo para aliviar el estrés. Pero si el estrés es a largo plazo, el cortisol en la sangre tiene el efecto de retrasar la digestión y el afectar sistema inmune de forma negativa, aumentando el azúcar en la sangre de una forma excesiva y dificultando el aprendizaje. Eso significa que el efecto del estrés que dura días o más, debilita nuestro sistema inmunológico provocando que nos enfermemos más fácilmente.

El método más efectivo para reducir el efecto a largo plazo del cortisol en el cuerpo es encontrar formas de reducir el efecto del estrés. Hay diferentes soluciones efectivas para todos, muchas personas encuentran ayuda en algunos de los siguientes métodos: oración, meditación, estar en la naturaleza, hacer ejercicio, jugar, escuchar música, hablar con amigos, leer, etc. Es útil encontrar soluciones que funcionen individualmente, de manera que podamos utilizarlas en circunstancias en las que tengamos altos niveles de estrés.

Reproducción

La reproducción sexual combina un óvulo y un esperma para formar una célula, llamada cigoto, que tiene la mitad del ADN de cada padre y todo su citoplasma de la madre. Este hecho, de que nuestra información genética provenga la mitad de nuestra madre biológica y la otra mitad de nuestro padre biológico, y que todos nuestros orgánulos celulares provengan de nuestra madre, explica por qué tenemos actividades corporales similares a nuestros padres. Pero, para que todo esto ocurra, depende de muchos sistemas corporales, desde el control hormonal de la función reproductiva, al desarrollo del feto, al desarrollo infantil y maduración. Veamos cada uno de estos.

Hormonas sexuales

El hipotálamo es parte del cerebro y libera hormonas que controlan las hormonas sexuales femeninas y masculinas. Cuando llegamos a la pubertad, el hipotálamo aumenta su liberación de hormona gonadotropina, y esta gonadotropina estimula los ovarios en las mujeres para la liberación de estrógeno y progesterona, y los testículos en los hombres liberan testosterona. Es este aumento en las hormonas sexuales (estrógeno, progesterona y testosterona) que causan los cambios en el cuerpo del niño para que se desarrollen como mujer u hombre, con el crecimiento de los senos en las mujeres y el cambio de voz y aumento del vello corporal en los hombres. Este aumento en las hormonas sexuales también le da comienzo a la capacidad de reproducirse a esta edad, ya que los ovarios comienzan a liberar un óvulo cada mes y los testículos producen esperma maduro.

Otras dos hormonas controladas desde el hipotálamo (y liberadas por la pituitaria, la cual está unida al hipotálamo) son las que controlan la reproducción. Esto significa que mientras la gonadotropina empieza todo al hacernos producir más hormonas sexuales, la producción de óvulos y esperma está controlada por estas otras dos hormonas: FSH y LH (FSH significa hormona folículo estimulante, y LH significa hormona luteinizante). En ambos mujeres y hombres, la FSH es lo que hace que los óvulos y los espermatozoides maduren, mientras que la LH tiene diferentes funciones en mujeres y hombres.

En el sistema reproductor masculino, los espermatozoides se producen en los testículos, y esta producción de esperma necesita ser estimulada por la FSH. También se necesita testosterona y esta depende de la LH para estimular su liberación. La producción de esperma es bastante constante desde la pubertad, y comienza a disminuir lentamente a medida que los hombres envejecen.

Para el sistema reproductor femenino, la FSH se libera en un ciclo mensual llamado ciclo menstrual. Los ciclos menstruales comienzan en la pubertad (llamada menarquia, durante el primer período) y terminan con la menopausia (cuando las hormonas ya no producen el ciclo menstrual).

El inicio de un ciclo menstrual se conoce como el día que comienza de la menstruación (sangrado). Este es llamado el primer día del ciclo menstrual, y es cuando se libera la FSH, para provocar que el óvulo (llamado ovocito) madure para que pueda ser fertilizado. Los ovocitos en los ovarios son inmaduros hasta que son estimulados, de modo que solo se prepare uno (o a veces dos) ovocitos a la vez. Toma alrededor de dos semanas para que un huevo madure y esté listo para ovular. A este punto, unos catorce días después de haber comenzado la menstruación, el óvulo está maduro y se libera LH para hacer que este óvulo ovule. La ovulación significa que el óvulo sale del ovario y viaja a través del oviducto hacia el útero. Mientras tanto, durante la primera mitad del ciclo menstrual (las dos primeras semanas a partir de que comience la menstruación), los ovarios liberan estrógeno, que engrosa el revestimiento del útero llamado endometrio. El endometrio es un tejido con sangre que está allí, listo para acoger al óvulo fertilizado. La sangre fresca significa que si un óvulo es fecundado, puede adherirse al endometrio y obtener la nutrición que necesita para crecer. La ovulación ocurre en la mitad del ciclo menstrual (aproximadamente el decimocuarto día contando desde cuando comenzó la menstruación). Si la pareja ha tenido relaciones sexuales, entonces los espermatozoides son eyaculados en el útero, y si hay un óvulo presente, estos espermatozoides van a viajar hacia el óvulo.

Cuando una pareja tiene relaciones sexuales cerca de los días de la ovulación, tiene una mayor posibilidad de quedar en embarazo, porque si los espermatozoides están presentes en cualquier momento entre cinco días antes de la ovulación hasta dos o tres días después de la ovulación, entonces el óvulo puede ser fertilizado. Para parejas que están tratando de quedar embarazadas, las mejores probabilidades de fecundación son tener relaciones sexuales el día anterior a la ovulación, así los espermatozoides van a estar listos cuando aparezca el óvulo. Algunas mujeres tienen un ciclo menstrual muy regular, pero muchas no, por lo que esto se vuelve difícil de predecir. Sin embargo, durante la ovulación, la temperatura corporal de la mujer aumenta en medio grado, y algunas mujeres sienten un dolor debido a la ovulación cerca del abdomen por donde se libera el huevo (incluso tiene un nombre, mittleschmertz, que viene de la palabra alemana que quiere decir “dolor del medio”).

Si un óvulo es fertilizado por un espermatozoide, entonces en la segunda mitad del ciclo menstrual los ovarios liberarán más progesterona y estrógenos. La progesterona mantendrá el útero estable, de esta manera, el óvulo fecundado puede adherirse y crecer, y el estrógeno hará que se produzca más crecimiento, por lo que el útero puede crecer y comenzar a apoyar la vida en desarrollo. También, los senos de la mujer van a crecer para producir leche para alimentar al bebé. Si no hay fertilización, aproximadamente dos semanas después de la ovulación el endometrio con sangre se caerá para dejar espacio para que vuelva a crecer con sangre fresca.

Embarazo y desarrollo fetal

Si un óvulo es fertilizado, entonces comienza un embarazo. Las primeras semanas del embarazo determinarán si el óvulo fertilizado, ahora llamado cigoto, se convertirá en un feto. Hay muchos factores involucrados, y algunos cigotos no llegan tan lejos, por lo que el embarazo termina. Para los qué si llegan a desarrollarse, durante los primeros dos meses del embarazo, el cigoto se divide en muchas células y comienza a crecer, convirtiéndose en un feto que es aproximadamente del tamaño de un frijol grande (un poco más de media pulgada de largo). En estos primeros dos meses, las células en crecimiento obtienen su nutrición del endometrio, y es el estrógeno y la progesterona del ovario que mantienen a este creciendo y estable. Una vez que hay un feto, se forma una placenta a su alrededor para mantenerlo protegido. La placenta produce estrógeno y progesterona para mantener el feto en crecimiento, y la placenta se conecta con el feto a través del cordón umbilical para proporcionar nutrición necesaria para el crecimiento del feto. El segundo trimestre (el cuarto al sexto mes del embarazo) tiene mucho desarrollo, ya que se es ahí cuando los órganos se forman y el cerebro crece y se desarrolla. El tercer trimestre (los últimos tres meses del embarazo) es el momento de gran crecimiento para el feto, preparándolo para ser capaz de sobrevivir fuera del útero.

En el último mes del embarazo, el hipotálamo de la madre hace que la pituitaria libere la hormona oxitocina, que estimula las contracciones uterinas que orientan al bebé aA dirigirse cabeza abajo para prepararlo para nacer, y la hormona prolactina, la cual hace que los senos produzcan leche. A medida que se acerca el día del nacimiento, las contracciones uterinas ocurren con más frecuencia y el cuello uterino comienza a dilatarse (abrirse) para que la cabeza del bebé pueda pasar. Una vez que el cuello uterino se abre 10 cm, el bebé ya está listo para nacer. La placenta se rompe (el agua que amortiguaba el feto sale) y las contracciones se fortalecen hasta que la cabeza del bebé es expulsada hacia afuera del cuello uterino y dentro del canal de parto (la vagina) para nacer.

Al nacer, hay cambios rápidos para el bebé, ya que el cordón umbilical ya no transporta sangre entonces se corta y los pulmones del bebé respiran aire por primera vez.

Desarrollo temprano

Con todo el crecimiento y desarrollo que ocurre durante el embarazo, es importante que la madre obtenga una buena alimentación y descanse. Muchas mujeres creen que mantenerse activo durante todo el embarazo también es bueno. Como todo lo que la madre consume puede pasarse al feto, evitar el consumo de alcohol y drogas es muy importante, ya que esto puede afectar el desarrollo del mismo. Es crucial hablar con el médico para saber qué se debe evitar, ya que esto puede ayudar a guiar a las personas a través de este proceso. Se sabe que la exposición al alcohol, el humo del cigarrillo y otras drogas (medicamentos, hierbas medicinales o drogas recreativas) tienen un efecto en el cerebro en desarrollo del feto. Si es posible, es bueno también intentar reducir los alimentos que pueden tener pesticidas, ya que los pesticidas afectan el sistema nervioso y disminuyen crecimiento. Siempre es mejor consultarle al médico sobre cualquier inquietud.

Una vez que nace el bebé, la mayoría de las veces dormirá y comerá, porque el cerebro aún está creciendo y desarrollándose después del nacimiento durante los primeros años. El sistema inmune también se desarrolla después del nacimiento, por lo que puede ser útil mantenerlos alejados de cualquier persona enferma por lo menos durante los primeros meses. Después de ese tiempo, es aconsejable comenzar las inmunizaciones, para proteger al niño de enfermedades mortales. Estas vacunas comienzan a administrarse en el primer año y continúan programadas durante algunos años. Las vacunas casi han eliminado la muerte infantil por enfermedad, por esta razón es importante proteger a los recién nacidos de esta manera.

Desarrollo: Psicológico Y Social

Etapas del desarrollo: Intelectual

El desarrollo intelectual de los niños pasa por cuatro etapas, como lo explica Jean Piaget. Estas etapas son nombradas por las actividades principales durante cada etapa, cada etapa dura años. Las etapas ayudan a dar una idea de porqué podemos aprender ciertas materias, sólo cuando alcanzamos una determinada edad. Estas etapas están creadas en base al desarrollo intelectual y habilidades de niños de diferentes edades, y hay un consenso de que en cada etapa se le debe dar al niño una visión más compleja del mundo, que cada niño pasa por las etapas a diferentes ritmos, y que ningún niño sea apresurado.

Etapa sensoriomotora, desde el nacimiento hasta los dieciocho o veinticuatro meses. En esta etapa, un bebé aprende del mundo por experiencia: al tocar, halar, colocarse objetos en la boca. En la primera parte de esta etapa, un bebé no sabe de la permanencia de las cosas, lo que significa que el niño no sabe si algo existe o si ya no se ve. Es por eso, que podemos jugar "peek-a-boo" con un bebé, cubriéndonos los ojos con las manos y el bebé no sabrá si la persona "desapareció", el niño estará felizmente sorprendido cuando la persona se quite las manos y el niño puede ver sus ojos de nuevo. Se cree que el desarrollo de la permanencia de las cosas indica la capacidad del desarrollo de la memoria. La última parte de esta etapa es cuando el bebé comienza a usar el lenguaje, de una manera telegráfica (telegráfico significa que solo usan un sustantivo y un verbo, por ejemplo "ir jugar" en vez de "quiero ir a jugar"). Los bebés son considerados egocéntricos, ya que no parecen reconocer que ellos y sus padres son personas diferentes, y suponen que todo es una extensión de ellos mismos.

Etapa preoperatoria, de un año y medio a dos hasta los siete años. Durante esta etapa, los niños comienzan a pensar simbólicamente, y así aprenden a sumar, restar, multiplicar y dividir porque los números pueden representar cosas (esto ocurre a cierto punto durante esta etapa, para algunos, antes; para algunos, después). El lenguaje se vuelve más avanzado, cuando el niño empieza a usar oraciones, desarrollar la imaginación, memoria y aprenden a diferenciar entre pasado y futuro. El pensar a esta edad aún no es completamente lógico, por eso la intuición juega un papel muy importante y su egocentricidad comienza a disminuir.

Etapa operativa concreta, de siete a once años. Estos niños tienen un razonamiento lógico, lo que significa que pueden entender matemáticas, y también pueden hacer comparaciones y razonar. Son menos egocéntricos, comienzan a darse cuenta de que sus pensamientos son propios y no iguales que los de los demás.

Etapa operativa formal, de once años en adelante. Es en esta etapa que los niños pueden empezar a pensar de manera abstracta y también hipotéticamente. Como ésta es la base para la ciencia, estos niños pueden usar símbolos para representar conceptos, y así es que pueden empezar a entender álgebra y análisis científico. Pueden crear una hipótesis y considerarla desde múltiples puntos de vista o perspectivas. En esta etapa también comienzan a considerar y comprender conceptos más abstractos, como la justicia.

Etapas del desarrollo: Psicosocial

A medida que nos desarrollamos en nuestro sentido personal de nosotros mismos y en nuestra relación con los demás, pasamos por ocho amplias etapas psicosociales, según lo define por Erik Erikson. Estas etapas están marcadas por una virtud, que se desarrolla en forma de contrastes, donde desarrollamos una habilidad o sufrimos las consecuencias de no hacerlo. Cada una de estas etapas, se identifican por las personas más importantes para nosotros durante esos tiempos; Estas etapas pueden no estar tan claramente divididas como se explica aquí y pueden de hecho, repetirse o resurgir durante otras etapas.

Esperanza, de cero a dos años de edad. La pregunta clave aquí es "¿Puedo confiar en el mundo?" Este es un momento para desarrollar la confianza o aprender la desconfianza. La relación más importante en este momento es con la madre o proveedor de atención primario. Lo que ocurre aquí es que el niño pequeño está aprendiendo a ser atendido, y esto se convierte en una confianza básica, que el mundo tiene sentido.

Voluntad, de dos a cuatro años. La pregunta central en esta etapa es, "¿Está bien ser yo?" Esto se resuelve en la medida que el niño desarrolla autonomía o sufre de vergüenza y duda. La relación central es con los padres. Es durante estos años que el niño aprende algo de independencia personal al vestirse y al aprender a ir al baño por sí solo o sola. Esto fomenta la sensación del niño de que está bien y que encaja en el mundo que le rodea.

Propósito, de cuatro a cinco años. Esta etapa tiene a la familia como relación clave, y es durante este tiempo que el niño responde la pregunta "¿Está bien que yo haga, me mueva y actúe como lo hago?" Al poder responderse esta pregunta, un niño aprende a tener iniciativa propia, mientras que, si no lo hace el niño solo aprenderá a sentirse culpable. Las actividades principales que conducen a la iniciativa propia de aprendizaje son el trabajo del niño explorando cosas, y ambientes a su alrededor y haciendo arte (manualidades).

Competencia, de cinco a doce años. Durante estos años, a través de las actividades de la escuela y los deportes, el niño aprende (piensa o se pregunta o se cuestiona) "¿Puedo triunfar en el mundo de las personas y las cosas?". Las relaciones claves cambiarán de la familia a las relaciones en la escuela y vecinos, y es durante esta etapa que el niño aprende a hacer cosas, o sufre de inferioridad. Al hacer cosas y ver nuestro propio éxito es cuando desarrollamos el conocimiento de que podemos lograr cosas.

Fidelidad, trece a veinte años. Estos años están más influenciados por amistades y modelos a seguir, y es durante este tiempo que buscamos responder a la pregunta de "¿Quién soy y quién puedo ser?" Buscar esta respuesta, permite a las personas sentirse cómodas con la identidad que han elegido, mientras que la incapacidad para responder esto, conduce a la confusión de roles. Las relaciones sociales fomentan el proceso de desarrollar las respuestas durante este período.

Amor, desde los veinte a cuarenta años. En esta etapa es cuando desarrollamos la intimidad, o en su defecto desarrollamos el aislamiento, y las relaciones más significativas son con amigos y compañeros. La pregunta a ser respondida durante esta etapa es "¿Puedo amar?" Los medios para desarrollar esta respuesta, es a través de relaciones románticas y otras relaciones cercanas o íntimas.

El cuidado, cuarenta a sesenta y cinco años. En esta etapa desarrolla la generatividad en una persona, o experimentará estancamiento. Es el momento de la vida cuando la persona se pregunta "¿Puedo hacer que mi vida valga la pena?" Durante este tiempo, las personas más importantes van a estar en el hogar y el trabajo de uno, y es el trabajo en sí mismo y/o el papel de paternidad que conduce a la respuesta. Estos son los años en que uno es comúnmente altamente productivo en el trabajo y en el hogar, y estas acciones a menudo conducen a la respuesta.

Sabiduría, de los sesenta y cinco años hasta la muerte. Esta última etapa está marcada por la pregunta "¿Está bien haber sido yo?" Esta etapa es una reflexión sobre la vida de uno, donde las relaciones significativas son con todas las demás personas, o con aquellos con quienes uno se identifica. La cuestión clave a resolver es conseguir integridad en el ego, y los que fallan en esto terminan en la desesperación. Es en este punto de la vida en el que la gente reflexiona sobre su vida y ven todo el bien que han hecho, el amor que han dado y recibido y lo que han generado, y esto es lo que nos provee el ánimo.

Sueño y descanso

Dormir lo suficiente es esencial para una función cerebral óptima. Esto se ha vuelto más difícil ya que tenemos más responsabilidades sobre nosotros y un mayor acceso a esas responsabilidades a través de nuestros invasivos dispositivos móviles. Ahora sabemos que el espectro azul de la luz del celular y el computador ayuda estimularnos a despertarnos, por lo que reducir la luz durante la hora antes de acostarse es beneficioso para permitirnos un descanso y sueño reparador. También sabemos que la actividad mental durante la hora antes de dormir mantendrá nuestra mente pensando sobre esto en nuestros sueños. Esto significa que pasar una hora leyendo antes de acostarse puede continuar esa historia en nuestros sueños, mientras que una hora trabajando en un problema puede crear la solución durante el tiempo que dormimos. También significa que nuestras mentes van a trabajar en lo que les presentemos, para obtener descanso suficiente es aconsejable reducir las actividades mentales extenuantes en la hora antes de dormir. Las personas que no duermen lo suficiente descubren que no pueden pensar con tanta claridad durante el día, se les ha afectado la memoria y son propensos a perder la concentración mental.

El tiempo para dejar que nuestro cerebro descanse mientras dormimos es esencial, tanto para el resto del cerebro como para la configuración de la memoria y para poder resolver los problemas de cada día. Al igual que con el sueño insuficiente tenemos dificultad para recordar lo que estábamos aprendiendo, así mismo, con suficiente descanso y sueño podemos recordar y resolver los retos que se nos presenten

Soñar despierto y la Creatividad

Se ha demostrado que podemos aprovechar los momentos durante el día en los que no tenemos trabajo o planes para poder soñar despiertos, y ese soñar despiertos es un momento en el que tenemos gran creatividad. Esta misma actividad ha disminuido para la mayoría de las personas en la última década a medida que los teléfonos celulares inteligentes se han vuelto tan comunes. Ahora, cada vez que tenemos que esperar por algo o alguien, sacamos nuestros teléfonos, mientras que anteriormente soñábamos despiertos. Dado que soñar despierto es un momento creativo, nuestro cerebro lo usa para pensar ideas o planear algo. Por lo tanto, es crucial mantener o hacer tiempo para tener momentos no estructurados (o tiempo libre) cada día, donde no estemos ocupados con textos, noticias o juegos.

La Sonrisa

Un buen resultado de estudiar la salud y la felicidad es que sonreír aumenta nuestra apreciación de lo que estamos experimentando, y también aumenta nuestra comprensión de ello. Cuando la boca de una persona se sostiene con una sonrisa, en realidad eso la hace más feliz y la ayuda a tener una visión positiva de lo que está sucediendo a su alrededor; y cuando se le frunce el ceño tiene la respuesta completamente opuesta (más triste, y menos consciente). Esto (quiere decir) significa qué al sonreír, podemos ver, escuchar y comprender mejor, y también tener una perspectiva más positiva sobre la vida. ¡Disfruta tu vida al máximo!

Enfermedades Infecciosas – Sistema Inmune

Estamos rodeados de microbios infecciosos, los cuales son demasiado pequeños para poderlos ver. La palabra "Microbio" significa, organismo que tiene aproximadamente un micrón o menos de tamaño (un micrón o micrómetro, es una milésima de milímetro). Como veremos en el capítulo sobre visión, las cosas más pequeñas que podemos ver son de aproximadamente 100 micras de tamaño, o una décima parte de un milímetro, aproximadamente el grosor de un cabello de nuestras cabezas. Los microbios incluyen bacterias, virus, parásitos, granos de polen y levadura, entre otras cosas. Y mientras muchos de los microbios nos benefician, muchos otros son dañinos. Ejemplos de los beneficios: hay muchas bacterias en nuestro sistema digestivo que nos ayudan con la digestión; la levadura (un hongo) puede ser usado para elevar la masa de pan o para realizar la fermentación de alcohol; y el polen es usado por abejas para producir miel. Por el contrario, otros tipos de bacterias pueden enfermarnos: una infección urinaria puede ser difícil de eliminar, también muchas personas sufren respuestas alérgicas al polen en el aire, mientras que los virus pueden causar enfermedades de las que es difícil recuperarse.

De hecho, las infecciones causadas por bacterias y virus solían ser las razones por la cuales morían la mayoría de las personas. En 1800, la esperanza de vida promedio estaba en los 40 años de edad, y en 1900, todavía era de solo 47 años. En los Estados Unidos (46 años para los hombres, 48 años para las mujeres). Esto se debió a diferentes infecciones. En 1900, alrededor del

17% de los niños murieron en la infancia en los Estados Unidos, mientras que hoy es aproximadamente el 0.5%. La expectativa de vida pasó de 47 años en 1900 a 78 años en 2010, un aumento de 31 años (nuevamente, con las mujeres teniendo más años de vida que los hombres, 81 años para las mujeres, en comparación con 76 años para los hombres). Este aumento se debió en parte a la menor mortalidad infantil (tasa de mortalidad infantil), pero principalmente fue gracias al acceso a aguas limpias, vacunas y medicamentos como antibióticos.

Mientras que en 1900 las personas se lavaban en un balde, reutilizando la misma agua durante todo el día, ahora podemos lavarnos con agua que corre. ¡La diferencia es asombrosa! Mientras el tener aguas limpias para nuestro uso constante reduce las infecciones, tener agua limpia también significa que los microbios que salen con el agua ya no puede estar en contacto con nosotros. Solo esto hace una gran diferencia porque al mantener alejadas las infecciones, no estamos en riesgo por mucho tiempo.

Al lavarnos las manos y al lavar la comida, reducimos la cantidad de microbios dañinos que entran en nuestro cuerpo, ya que los virus y las bacterias pueden sobrevivir en las superficies durante horas; cada vez que tocamos algo y luego tocamos nuestra cara (ojos, nariz o boca), podemos provocar una infección en nuestro cuerpo. Esto se debe a que nuestra piel es una barrera fantástica, que no deja pasar ninguna infección, pero las superficies húmedas de nuestra cara pueden permitir que bacterias o virus entren en nuestro cuerpo.

Del mismo modo, cuando tenemos una cortada o una astilla en nuestra mano, esto crea una apertura para que las bacterias entren por debajo de nuestra piel. De esto nos damos cuenta cuando la piel se pone roja e inflamada (esto significa que nuestro cuerpo está intentando combatir una pequeña infección para evitar que se propague).

Entonces, si bien la mayoría de la raza humana solía morir de enfermedades infecciosas en el siglo XIX, ahora es solo el 5% y la mayoría de las muertes son por enfermedades crónicas (como enfermedades cardíacas, cáncer y diabetes, como lo hemos explicado en los otros capítulos de este libro), ya que las enfermedades crónicas son aquellas que se pueden mejorar a través de lo que comemos y hacemos, esto nos da una mejor oportunidad para tener salud y una mejor vida.

Como Prevenir las Infecciones

Las cosas que nos infectan son pequeñas, pero si bien son difíciles de ver, tenemos dos cosas importantes que debemos hacer para evitar que nos enfermen. El primero es lavarnos las manos con agua limpia. Cada vez que tocamos algo, las bacterias y los virus que estaban en las cosas que tocamos ahora están en nuestras manos, y cuando nos tocamos la cara esos microbios pueden entrar a nuestro cuerpo a través de la boca, nariz u ojos. Además, si tenemos cortadas abiertas en nuestra mano, estas bacterias pueden ingresar a través de estas (las bacterias no atraviesan costras duras que se han formado sobre un corte).

Primero, para prevenir infecciones es necesario lavarnos bien las manos. Use agua corriente y jabón (el jabón común es lo mejor, ya que el jabón antibacteriano en realidad aumenta nuestro riesgo porque les da a las bacterias la oportunidad de hacerse resistentes al antibiótico). El lavarse con agua y jabón común es siempre lo mejor. Cuando no hay agua disponible, un desinfectante para manos (con 60% de alcohol) puede ayudar por un tiempo, ya que funciona bien, pero no es 100% efectivo (el desinfectante mata hasta el 99% de bacterias).

Lo segundo que se debe hacer para prevenir infecciones peligrosas es recibir todas las vacunas. Si bien el lavarse es importante, ahora también tenemos inmunizaciones que estimulan nuestro sistema inmunológico para protegernos de enfermedades mortales como sarampión, paperas, rubéola y otras. Si no se tiene una vacuna, se corre el riesgo de que la enfermedad lo perjudique a usted o a su familia. Fue el uso del agua y la disponibilidad de vacunas lo que aumentó nuestra vida útil en el siglo pasado por 30 años; al continuar lavándonos bien y vacunándonos se tiene una mejor oportunidad de mantenernos saludables.

Además de esto, sabemos que nuestro cuerpo combate las infecciones mejor cuando tenemos una dieta saludable, hacemos ejercicio regularmente y dormimos lo suficiente. No tenemos como substituir esto (lo que significa que las creencias de que un alimento o hierba "mejoran" el sistema inmune no es cierto), comer sano y hacer ejercicio son cosas que podemos hacer y que hacen una diferencia. Este libro habla sobre la alimentación y el ejercicio posteriormente para dar ideas sobre cómo se puede optimizar la dieta y actividad física.

Finalmente, cuando contrae una infección, existen algunos medicamentos que pueden ayudar. Si es una infección bacteriana, puede obtener un antibiótico (los antibióticos en realidad solo funcionan contra las bacterias), y si se trata de una infección viral, el uso temprano de un antiviral puede ayudar. Estos medicamentos solo funcionan cuando se usan en el momento de la infección. Debemos saber que tomarlos en otras oportunidades debilita nuestra respuesta y permite que el microbio nos infecte.

Debido a todos los microbios infecciosos que nos rodean, nuestros cuerpos tienen una amplia gama de formas para evitar que estos entren en nuestro cuerpo y nos enfermen. Los métodos que utiliza nuestro cuerpo están ubicados en dos categorías principales, los métodos generales y los individualizados. Los métodos generales se denominan defensas innatas o defensas no específicas contra la enfermedad, mientras que los individualizados se denominan sistema inmunitario adaptativo o defensas específicas contra la enfermedad. Veamos cada uno de estos.

Defensas Innatas del Cuerpo

Las defensas innatas son buenas para mantener a todos los microbios fuera de nuestro cuerpo. Nuestra primera defensa contra la infección es mantener a los microbios fuera de nuestro cuerpo. Esto significa que nuestra piel es la primera línea de defensa, ya que es una barrera impermeable. La mayoría de los microbios infecciosos aterrizan en la piel y no tienen forma de pasar a través de ella. La piel tiene capas de secreciones de aceite y sudor que mantienen la piel sana y también inhiben el crecimiento microbiano. La única forma de atravesar la piel es cuando hay una cortada. Y una vez que tenemos una apertura en nuestra piel, inmediatamente tenemos bacterias que van a entrar. De hecho, esta es la razón por la cual la piel se enrojece cuando tenemos una astilla o un corte pequeño. Las bacterias que existen en esa astilla ahora han ingresado al cuerpo y han comenzado la acción local llamada inflamación que los aísla y los elimina.

Esto significa que la forma principal de mantener a los microbios fuera es el revestimiento de nuestro cuerpo, con sus diversas secreciones. Esto incluye la piel con su sudor ácido, que disminuye el crecimiento, y sus secreciones antimicrobianas que matan las bacterias y activan esta acción bajo la piel. Otros revestimientos similares a la piel incluyen las aperturas en nuestro cuerpo, cada una de las cuales tiene sus propias secreciones. Nuestros oídos y la secreción cerosa que protege el tímpano; nuestras vías respiratorias con el moco que atrapa el polvo que ingresa y los cilios que mueven ese material hacia afuera; nuestra boca que recibe los alimentos y los conduce al estómago donde el ácido gástrico fuerte destruye los microbios; la uretra que tiene orina ácida fluyendo y evita que las bacterias crezcan y la vagina que también es ácida para inhibir el crecimiento bacteriano. Nuestros ojos también están protegidos, produciendo lágrimas para lubricar y produciendo una enzima llamada lisozima que rompe las paredes bacterianas para destruirlas.

Cada uno de estos métodos es esencialmente una barrera fortificada. La barrera es el revestimiento que evita que los microbios lleguen a las células que podrían ser infectadas y la fortificación es de estas secreciones que inhiben la entrada de las bacterias separándolas o distanciándolas.

Una vez dentro del cuerpo, sin embargo, existen otras protecciones innatas importantes contra infección. Uno de estas es la fiebre. Cuando tenemos una infección bacteriana, hay células blancas que reconocen la bacteria y envían una alarma al liberar una señalización química en la sangre. Este químico se llama pirógeno (generador de fuego). Viaja en los vasos sanguíneos y estimula las células en el hipotálamo del cerebro que regulan la temperatura corporal. Cuando hay pirógenos, la temperatura de nuestro cuerpo aumenta.

A menudo sentimos esto como escalofrió. La razón por la que sentimos estos aparentes cambios en la temperatura corporal se debe al punto de control de temperatura y a la temperatura corporal real, esto sería como elevar la temperatura en una casa, donde ajustamos la configuración y luego la temperatura cambia. Cuando el cerebro ve pirógenos, el punto de ajuste para la temperatura de nuestro cuerpo aumenta, pero nos toma tiempo calentarnos, debido a que sentimos mucho frío, lo que por supuesto nos impulsa a ponernos ropa abrigada. Después, debido a que el punto de ajuste más alto no es tan estable como nuestra temperatura normal, podemos cambiarla, o el nivel de pirógenos puede fluctuar, luego siente mucho calor y el cuerpo trata de enfriarte. Esto nos da la sensación de tener fiebre y escalofrió.

Otra protección innata importante es la inflamación. La inflamación ocurre cuando microbios o cuerpos extraños entran en nuestra sangre. Cuando lo hacen, un tipo de glóbulos blancos (llamados mastocitos) reconocen el microbio extraño y liberan una señal química para proteger el cuerpo. Este químico es la histamina. La histamina hace que los capilares sanguíneos en el área se expandan (se dilaten), trayendo más sangre a la región infectada, y produce estos capilares con fugas para que los glóbulos blancos protectores puedan buscar y destruir los microbios que han entrado en el cuerpo. Este aumento del flujo sanguíneo crea la mayoría de los cuatro signos de inflamación: enrojecimiento, hinchazón, calor y dolor. El aumento de la sangre que fluye hacia el área infectada es cálida y roja e hincha esa área. El dolor se debe al daño en el tejido y a los microbios que activan los receptores del dolor, de modo que nos hacen darnos cuenta rápidamente de la lesión. Es probable que haya observado que cuando se corta la mano o tiene una astilla, siente dolor, y el área se vuelve más cálida, roja e hinchada. Esta es la respuesta inflamatoria, parte de nuestro sistema inmune innato.

Algunos de los glóbulos blancos que ingresan al área son fagocitos. Un fagocito es un glóbulo blanco (cito) que come (fago) células extrañas y escombros. Estos glóbulos blancos reconocen los microbios extraños los separan y se los tragan. De esta manera las bacterias se destruyen y no pueden infectar el resto del cuerpo fuera del área local donde llegaron primero.

Como se Reconocen Microbios Extraños

¿Cómo saben los fagocitos que algo es extraño? Estos pueden reconocer el código único que está en la superficie de casi todas las células. Este código se llama histocompatibilidad (MHC). El MHC es un identificador único en casi todas las células de nuestro cuerpo. El MHC es idéntico para todas las células en un cuerpo, pero es diferente en las células de otro cuerpo. Esto significa que cada persona, cada animal, cada ser vivo tiene una identificación que marca la superficie de cada célula para indicar si una célula es "propia" o "no propia" de ese cuerpo. Si esta célula es de uno mismo, el cuerpo la deja tranquila, si no es de uno mismo, el cuerpo hará que el fagocito lo elimine.

Algunos aspectos fascinantes de estos marcadores celulares son que cuando una de nuestras células se infecta con un virus, el virus coloca su código en la superficie, lo que permitirá que nuestro cuerpo lo reconozca como infectado. Además de esto, el marcador de superficie MHC es probablemente un problema en condiciones autoinmunes, donde el cuerpo ataca y destruye sus propias células que son necesarias para la función normal (como es el caso de la diabetes tipo I). Puede ser que la superficie de la célula se modifique de tal manera que el cuerpo la ve como extraña en lugar de una célula propia.

También son estos marcadores de la superficie celular los que hacen que el trasplante de órganos sea tan desafiante. Una vez que el órgano donado está en el paciente, el sistema de defensa del paciente intentará destruir este cuerpo extraño. Por esta razón, a pesar de que el donante y el receptor coinciden en tener el mismo tipo de sangre, los receptores de trasplantes de órganos deben tomar medicamentos que supriman su sistema inmune para que el órgano trasplantado continúe funcionando sin ser dañado por las defensas del cuerpo. Además, cuando se transfunde la sangre, esto se hace a través de un proceso donde los tipos de sangre se emparejan y luego se cruzan (se prueban) para minimizar el riesgo de una reacción contra la sangre del donante.

Inmunidad adaptativa

Cuando los microbios infecciosos superan nuestra inmunidad innata, entonces entran en nuestro cuerpo y tienen acceso a nuestros vasos sanguíneos. Pero una vez que tienen acceso a la sangre, la sangre también tiene una ruta a seguir para llegar a la infección. Aquí es cuando nuestro sistema adaptativo inmunitario entra en acción. El sistema inmunitario adaptativo depende de células especiales que reconocen no solo cuando un cuerpo es extraño, sino exactamente qué tipo de infección es. De la misma manera que tenemos marcadores de superficie celular para indicar lo que es de uno mismo y lo que no, hay marcadores adicionales en la superficie celular que indican qué tipo de organismo es en particular. Estos marcadores pueden identificar si una bacteria es beneficiosa como la del yogurt o una peligrosa que puede crear una infección por estafilococos. Cada ser es diferente y tiene un marcador en la superficie de sus células, y nuestras células inmunes adaptativas son capaces de reconocer muchos millones de marcadores diferentes.

Hay dos tipos de células inmunes adaptativas. Ambos tipos de células son linfocitos, lo que significa que viven en el tejido linfático. Recordemos el sistema linfático, que discutimos en la sección de vasos sanguíneos del capítulo del corazón. Hay vasos de baja presión, llenos de líquido que devuelven el fluido desde la periferia de nuestro cuerpo al corazón y al sistema circulatorio. El sistema linfático tiene un flujo unidireccional debido a las válvulas en su interior, y tiene una serie de ganglios linfáticos por los que pasa el líquido. Los nódulos tienen una función crítica: aquí es donde residen los linfocitos y cuando el líquido pasa, los linfocitos pueden ver que hay en ellos. Si tenemos una infección, los linfocitos en el ganglio linfático más cercano serán los primeros en descubrirlo.

Las dos clases de linfocitos en el sistema inmune adaptativo son las células B y células T. Estas células obtuvieron estos nombres en función a los lugares donde se encontraron originalmente (bolsa de Fabricius para células B y timo para células T). En humanos, estas células B y T se forman en la médula ósea (células B) y el timo y las amígdalas (células T). Luego estas células migran principalmente a los ganglios linfáticos y permanecen allí durante toda nuestra vida.

Cuando hay una célula extraña en nuestro cuerpo, a medida que viaja a través del ganglio linfático, es reconocida, y las células B y las células T comienzan el proceso para destruir el cuerpo extraño.

Cada clase de linfocitos funciona para atacar diferentes infecciones. Las células B son óptimas para atacar bacterias y células T para destruir células infectadas por virus. Ambos tipos de linfocitos son esenciales para nuestra defensa contra la enfermedad.

Células B y Anticuerpos

Una vez que una célula B reconoce un microbio específico, forma dos grupos de células B, uno que produce anticuerpos y el otro que recuerda la infección. Los anticuerpos son proteínas grandes que agarran un marcador en el microbio infectante. Los anticuerpos viajan en la sangre, llegando a todas las áreas del cuerpo. Cuando encuentran un marcador (llamado antígeno), pueden unirse y se adhieren a él. Al unirse a un antígeno, el anticuerpo trabaja en detener las bacterias infecciosas, y aún más importantemente, el anticuerpo pone una etiqueta en el microbio infeccioso que usan los macrófagos (glóbulos blancos que se comen células extrañas) para tomarlo y destruirlo.

Las células B que recuerdan la infección permanecen en el ganglio linfático. Su único trabajo es recordar este antígeno. Cuando estamos infectados por la misma infección nuevamente, estos células B de memoria se convierten rápidamente en anticuerpos. Mientras la primera vez que estamos expuestos a una enfermedad, lleva días poder producir suficientes anticuerpos para combatirla infección (razón por la cual nos sentimos enfermos durante un par de días), cuando estamos expuestos nuevamente a esa infección, la producción del anticuerpo es inmediata, lo que hace que no nos enfermemos en lo absoluto.

Células T y Células Asesinas

Las células T se activan de manera similar. Las células T forman grupos de células citotóxicas, también conocidas como células asesinas, células de memoria y células auxiliares. A diferencia de las células B, las células T asesinas abandonan el ganglio linfático y viajan en la sangre para encontrar las células infectadas. Una vez que las células T asesinas encuentran una célula infectada, se aferran a ella y rompen su membrana para destruirla haciendo un agujero en la célula infectada, lo que permite que el agua entre y rompa la célula. Los fagocitos luego entran al área para limpiar los escombros.

Debido a que las células T asesinas destruyen las células infectadas, son nuestra principal protección contra los virus. Cuando un virus ingresa a nuestro cuerpo, necesita ingresar a nuestras células para poder equiparse y reproducirse para hacer más virus. Se hace cargo de nuestra propia célula del cuerpo para producir más virus, luego viaja a otras células del cuerpo para infectarlas. Las células T asesinas reconocen las células infectadas que están en nuestro cuerpo y las destruyen deliberadamente para detener la infección.

Las células T de memoria permanecen en el ganglio linfático para recordar el antígeno. Cuando tengamos el mismo virus, creamos rápidamente células T asesinas, que encuentran las células infectadas y las destruyen antes de que nos sintamos enfermos. Nuevamente, la primera infección se siente porque lleva días en producir suficiente células T asesinas por primera vez. Una vez que tenemos células de memoria, rápidamente producen células T asesinas y así estas combaten la infección el primer día, eliminándola antes de que la sintamos.

Inmunizaciones o Vacunas

Esta capacidad de memoria de las células B y T para recordar una infección es la forma en que trabajan las inmunizaciones. Las enfermedades que solían contagiarse a millones cada año ahora son reducidas al recibir una vacuna. Estas funcionan al darnos una forma inactiva de microbio, entonces nuestro sistema inmune produce células de memoria. Así, cuando nos exponemos a estas enfermedades, estamos "Inmunes" a la infección porque nuestro sistema inmune las ataca antes de que nos dañe.

Si las células de memoria recuerdan la infección viral, ¿por qué no luchan contra la gripe? (virus de la gripe) cada vez? Esto se debe a que hay muchas variaciones del virus de la gripe. Cada año, un tipo diferente afecta a millones de personas. Pero al año siguiente es un tipo diferente. Podemos enfermarnos de gripe cada año porque es un virus de gripe diferente cada vez.

Un nuevo tipo de tratamiento para el cáncer es tomar células asesinas de la sangre de una persona que lo padece, hacerla crecer en cultivo para producir más copias de estas mismas células y modificarlas para poder reconocer un cáncer que se encuentra en el cuerpo de la persona. Cuando estas células se vuelven a colocar en el cuerpo, se observan resultados que han sido muy prometedores en términos de destruir gran parte del cáncer con el poder de nuestro propio cuerpo.

Citosinas y SIDA

Las células T auxiliares tienen un trabajo diferente. Hacen señales llamadas citosinas. Estas citosinas se producen cuando estamos infectados y estimulan la respuesta inmune de ambos sistemas de células B y T, además de mejorar la actividad de los fagocitos. Las citosinas son nuestros potenciadores inmunes. Es importante que solo aumenten cuando tenemos una infección. En estudios donde aumentaron artificialmente durante más tiempo, se encontró que el impulso de las citosinas solo dura días, después de lo cual el sistema inmunitario deja de responder a ellas.

Una razón por la que sabemos acerca de las citosinas es que en el síndrome de inmunodeficiencia adquirida (SIDA), el virus

VIH (virus de inmunodeficiencia humana) mata las células T auxiliares. Con el tiempo, estas células T auxiliares infectadas ya no producen las citosinas que necesitamos y ya no podemos combatir las infecciones. De esta forma, un resfriado puede volverse mortal, ya que el cuerpo no puede combatirlo.

Como Mejorar Nuestro Sistema Inmune

El sistema inmunitario hace un trabajo impresionante para combatir las infecciones. A medida que envejecemos, la cantidad de linfocitos y su efectividad disminuye, por lo que una infección que puede habernos enfermado durante un día cuando teníamos veinte años puede durar varios días cuando tenemos setenta. Las cosas que podemos hacer para ayudar a nuestro sistema inmunológico a desempeñarse al máximo implican una dieta saludable (alta en frutas y verduras), hacer ejercicio regularmente (caminar cuarenta y cinco minutos al día), no fumar ni vapear, mantener un peso saludable, dormir lo suficiente y reducir el estrés. Como se menciona en el capítulo del sistema nervioso, el estrés daña nuestros sistemas digestivo e inmunológico al utilizar la energía de ellos y desviarla para usarla en el estrés. Cuando el sistema inmunitario obtiene menos energía, no puede funcionar de manera óptima y nos enfermamos. Es por eso que los estudiantes a menudo se enferman después de los exámenes finales. Han estado trabajando duro, perdiendo el sueño y estresados. Esto hace que se debilite su sistema inmunológico y se resfrían más rápidamente. Reducir el estrés y dormir lo suficiente son esenciales para un sistema inmunológico saludable. Otras cosas que se deben hacer es beber alcohol con moderación (si bebe), lavarse las manos con frecuencia y cocinar completamente las carnes que come.

Sistema Nervioso

El cerebro humano está formado por casi 100 mil millones de neuronas, con estimaciones más cercanas de aproximadamente 86 mil millones. También tiene el mismo número de células gliales, que son las células que apoyan a las neuronas. Pero no es simplemente la cantidad de neuronas o el tamaño físico del cerebro lo que nos permite tener habilidades, creemos que la inteligencia está relacionada con la ubicación de estas neuronas en las diferentes áreas del cerebro y cuántas conexiones hacen.

Neuronas y células gliales

Las células que forman el sistema nervioso son las neuronas y las células gliales. Las neuronas pueden conducir impulsos eléctricos a lo largo de su longitud, a través de una larga extensión de la célula llamada axón. Los axones son extensiones tubulares muy delgadas y largas en las neuronas, llevan impulsos eléctricos a lo largo de su longitud hasta el final de sus terminales, donde los impulsos eléctricos liberan pequeñas señales químicas, llamadas neurotransmisores. Estos neurotransmisores se comunican entre una neurona y otra. Esta comunicación química entre dos neuronas se llama sinapsis. Todas las neuronas tienen sinapsis, y la mayoría de ellas tienen muchos miles de sinapsis que las comunican con otras neuronas. En estas sinapsis, la información enviada como neurotransmisores químicos es procesada y debido a este procesamiento, cada sinapsis actúa de forma parecida a una computadora de circuito simple, procesando los impulsos que se envían. Como los impulsos son señales de encendido /

apagado, actúan como un sistema binario, que se comunica con unos y ceros.

Además de las neuronas, tenemos un número aproximadamente igual de células gliales en nuestro sistema nervioso. Estas células gliales hacen una amplia variedad de actividades de apoyo, desde cuidar el entorno alrededor de las neuronas y ayudar a producir ciertas moléculas, hasta envolver axones para aislarlos y acelerar los impulsos cien veces más. Este envoltorio se llama mielina, y dado que la envoltura de las células gliales está hecha principalmente de membrana celular; la mielina es una sustancia aceitosa que refleja la luz para hacer que los axones se vean blancos. En contraste, los cuerpos celulares no tienen revestimiento y son de color gris, por eso cuando alguien dice que está usando su "materia gris", esta es una expresión para decir que está pensando. Las sinapsis están cerca de los cuerpos celulares donde se procesa la información.

Debido a que las neuronas son muy activas, y no tienen medios para almacenar energía, necesitan un constante suministro de sangre para obtener sus nutrientes. Se estima que nuestro cerebro recibe aproximadamente una quinta parte del suministro de sangre de nuestro cuerpo, y que necesita este suministro todo el tiempo. Para ayudar a dar buen acceso a la sangre, los cuerpos celulares de las neuronas se encuentran cerca de la superficie del cerebro, donde los capilares sanguíneos se concentran. Esto significa que los primeros milímetros de la superficie del cerebro son principalmente cuerpos celulares, y los axones recubiertos de mielina conectan las regiones.

Si ve un cerebro, se ve todo arrugado por los pliegues en su superficie, haciendo que se encuentre doblado casi en su totalidad en el interior del cráneo. Cuando el cerebro se va desarrollando, se dobla sobre sí mismo muchas veces. Esto aumenta el área de superficie que cabe dentro del cráneo. Como los cuerpos celulares están cerca de la superficie, eso ayuda a que los cerebros humanos puedan maximizar el número de neuronas que pueden caber en el cráneo, ya que su superficie se pliega o dobla repetidamente.

Este plegado es una característica común en las estructuras humanas; doblamos las superficies de los órganos que necesitan un área grande para intercambiar nutrientes y minimizar el volumen total. ¡Quizás el ejemplo más extremo son los pulmones, que tienen más de 100 metros cuadrados (más de 1,000 pies cuadrados) de superficie compactada en la parte superior del cuerpo! Dado que los pulmones necesitan absorber suficiente oxígeno del aire para nutrir todo el cuerpo, lo hacen maximizando el área de superficie en un volumen mínimo. Nuestros cerebros aprovechan este mismo concepto para facilitar la entrada de oxígeno a las células.

Sistema nervioso central y periférico

Nuestro sistema nervioso tiene varias regiones claras. Existe el sistema nervioso central, formado por el cerebro y la médula espinal; y el sistema nervioso periférico formado por todos los nervios externos del cerebro y la médula espinal. El sistema nervioso periférico es responsable de recibir información sensorial sobre el mundo que nos rodea, así como enviar mensajes para hacer cosas como hablar o caminar.

El sistema nervioso central está conformado por la médula espinal, cerebro posterior, cerebro medio y el prosencéfalo. Estas cuatro secciones tienen cada una sus principales funciones. La médula espinal es responsable de transmitir información (sensorial y de movimiento) al área apropiada del cuerpo y de proporcionar reflejos. El cerebro posterior regula las funciones corporales esenciales y subconscientes como es la respiración, digestión, la actividad cardiovascular, etc. El cerebro medio maneja los reflejos auditivos y visuales que nos permiten caminar sin tropezar. El prosencéfalo es la parte más grande de nuestro cerebro, es la que procesa toda la información sensorial y de movimiento, es el área de control consciente y de toma de decisiones y también es la región que proporciona determinación y razonamiento.

Dentro del cerebro posterior se encuentran el tronco encefálico y el cerebelo. El tronco encefálico es la parte del cerebro que mantiene vivo el cuerpo, controlando la respiración, el corazón y la digestión. El cerebelo está detrás del tronco encefálico, Tiene el papel de coordinar todos los movimientos, de planear cada movimiento con la información sensorial de cómo está avanzando dicho movimiento. Es el cerebelo el que suaviza nuestros movimientos, mediante el uso de constante feedback sobre cómo el movimiento se está realizando. Este ayuda a hacer cada movimiento bien planificado y bien ejecutado. El cerebelo tiene quizás la matriz más densa de las neuronas en el cerebro, con más de la mitad de las neuronas; esta estructura trabaja para suavizar nuestros movimientos y ayudarnos a mantener el equilibrio. Es por esta estructura que podemos caminar sobre una viga con equilibrio sin problemas, escribir nuestro nombre consistentemente y hablar articuladamente. Cuando el cerebelo está temporalmente afectado, como cuando alguien consume alcohol, esta suavidad de nuestros movimientos se pierde y tropezamos al caminar, escribimos mal y hablamos con dificultad. El efecto de muchas otras drogas en el cerebelo es similar al alcohol. Cuando cualquiera de estos se combina con la falta de sueño, la mal función aumenta significativamente.

Sistema nervioso autónomo

A una gran parte del sistema nervioso periférico es lo que se le ha dado el nombre de sistema nervioso autónomo. Este no es un sistema separado, es la parte del sistema periférico que aumenta o disminuye la actividad de sistemas corporales. Los nervios autónomos envían la información para aumentar o disminuir los latidos del corazón o la respiración, por ejemplo;

lo cual está determinado por la habilidad del cerebro de medir el oxígeno y dióxido de carbono en nuestra sangre. El sistema nervioso autónomo tiene dos divisiones: simpático y parasimpático. El simpático es la rama que aumenta respiración y frecuencia cardíaca, mientras que el parasimpático la disminuye. Cuando ingerimos una comida, el sistema parasimpático aumenta la digestión y también desarrolla el sistema inmunológico. Estas dos divisiones trabajan juntas. La división simpática aumenta nuestra actividad física, aumenta nuestra adrenalina cuando estamos emocionados, y nos permite movernos rápidamente para escapar de una situación de peligro. La división parasimpática restaura la energía en el cuerpo y nos ayuda a obtener el descanso que necesitamos. Cuando uno de estos sistemas está activo, el otro está inactivo. Por ejemplo, cuando corremos para tomar un tren, el sistema simpático se activa, pero cuando nos sentamos a comer, el sistema parasimpático es el que se activa.

Estrés y enfermedad

Cuando los nervios parasimpáticos están activos, fortalecemos nuestro sistema inmunológico. Cuando los nervios simpáticos están activos, tomamos energía de todas partes para usarla y para podernos mover. El sistema simpático se activa con el estrés, cuando tenemos estrés por un tiempo prolongado que dura más de unos pocos días, debilitamos nuestro sistema inmunológico y nos enfermamos más fácilmente. Esta es la razón, por la cual personas que cuidan a una pareja o esposo/a enfermo/a tienden a enfermarse más.

Corteza cerebral: La parte grande de nuestro cerebro

La parte más grande de nuestro cerebro está formada por los dos hemisferios del cerebro, a los que generalmente se hace referencia como la "corteza cerebral". La palabra corteza significa parte externa de un órgano, mientras que médula significa la parte interna de un órgano. En el cerebro, la corteza o superficie del cerebro está muy plegada y doblada. Debido a que hay dos hemisferios, nos referimos a ellos como el hemisferio derecho e izquierdo. Los hemisferios tienen cuatro lóbulos distintos, los lóbulos frontal, parietal, occipital y temporal. Cada lóbulo tiene una función esencial.

Los lóbulos temporales, que están a los lados del cerebro y entre nuestros ojos y oídos, procesan el sonido, y es allí donde procesamos y entendemos el lenguaje, traduciendo los sonidos en conceptos. Para personas que hablan múltiples idiomas, el área de comprensión del lenguaje es mayor. También se cree que esta área nos ayuda a poder escuchar música más como parte del lenguaje, donde se comunican ideas, que como si fuese simplemente una serie de notas.

Los lóbulos occipitales, que están en la parte posterior de la cabeza, procesan información visual, toman la información de los ojos y le dan sentido. Los lóbulos parietales están en la parte superior del cerebro, y estos reciben toda la información sensorial de nuestro cuerpo, indicando cómo estamos moviéndonos, que estamos tocando, la temperatura de nuestra piel, etc.

Los lóbulos frontales están en la parte frontal del cerebro, justo detrás de nuestra frente. Estos lóbulos crean todos los movimientos de nuestro cuerpo. Como el lenguaje es un movimiento complejo y coordinado, los lóbulos frontales son la parte del cerebro que habla. Los lóbulos frontales también son el lugar donde tomamos decisiones, pensamos, creamos ideas y desarrollamos las características de nuestra personalidad. Cuando entendemos que los lóbulos frontales son responsables de todos los movimientos, comenzamos a ver nuestra personalidad a través de los movimientos: el movimiento de nuestros brazos, los gestos de nuestra cara, la forma en que hablamos, etc.

Cerca del centro del cerebro, y debajo de todos los lóbulos, hay una estructura llamada tálamo. El tálamo es un centro de retransmisión de casi toda nuestra información sensorial. Cada sentido primero envía la información al tálamo, y el tálamo la envía al lóbulo específico que procesa esa información. Alrededor del tálamo hay una serie de estructuras más pequeñas que son importantes para el olfato, el aprendizaje, la emoción y el mantenimiento de las condiciones internas de nuestro cuerpo. Debido a que estas pequeñas partes están muy juntas, ellas se afectan entre sí. Por ejemplo, muchos olores pueden tener un impacto emocional en nosotros. Además, los eventos que son muy emocionales aumentan nuestra memoria de ellos.

Homeostasis: Lo que mantiene todo en equilibrio

La parte de nuestro cerebro que controla el ambiente interno de nuestro cuerpo está justo debajo del tálamo y se llama hipotálamo. Esta pequeña parte del cerebro es responsable tanto de nuestro ritmo circadiano y de la homeostasis. Homeostasis significa constancia corporal, y se refiere al hecho de mantener constante el ambiente interno de nuestro cuerpo (temperatura, niveles de fluidos, etc.), a pesar de los constantes cambios a nuestro alrededor. Esta constancia nos permite no ser afectados por condiciones externas como frío o calor. El hipotálamo hace esto haciendo un punto de ajuste, y luego haciendo un monitoreo continuo para mantener las condiciones en el punto de ajuste. El hipotálamo hace esto cambiando nuestro comportamiento y nuestras hormonas. Dado que el hipotálamo es parte del cerebro, envía señales de cambio en nuestro comportamiento, como tener sed cuando nuestros líquidos están bajos, entonces bebemos agua. El hipotálamo también está conectado directamente a la glándula pituitaria, que segrega hormonas que estimulan el crecimiento acelerado de nuestro cuerpo, controlan el equilibrio de agua en nuestro cuerpo, la presión arterial, regulan nuestro sistema reproductivo, fertilidad, controla la glándula tiroides (que regula el metabolismo) y establece las condiciones para el embarazo y el parto. Un ejemplo de cómo funciona el hipotálamo se ve al considerar la temperatura corporal, que se mantiene a una temperatura constante 37C (98.6F). Cuando hace frío a nuestro alrededor, reaccionamos con un "tengo frío" y nos ponemos ropa más cálida, así mismo, se acelera nuestro metabolismo y temblamos, todo esto aumenta el calor en nuestro cuerpo. Cuando hace calor, tenemos la reacción opuesta, nos quitamos capas de ropa, e incluso sudamos para disminuir el calor.

Lateralización: La diferencia entre izquierda y derecha

El cerebro está lateralizado, lo que significa que algunas funciones se ubican más en un lado que en el otro. Esto es cierto para el lenguaje, que se encuentra principalmente en el lado izquierdo del cerebro en la mayoría de las personas (tanto la comprensión del lenguaje como el habla). Se cree que esto es así para casi todas las personas que usan principalmente la mano derecha y para por lo menos más de la mitad de las personas zurdas. Hay otras funciones cerebrales lateralizadas, aunque no es notable ya que tenemos una comunicación rápida entre las dos mitades del cerebro, para que cada lado sepa todo lo que sucede en ambos lados del cerebro. En general, parece haber más pensamiento de tipo de cálculo en el lado izquierdo del cerebro y pensamiento más espacial en el lado derecho. Esto ha dado lugar a la noción de que el lado izquierdo es el lado matemático y el lado derecho es el lado artístico.

Otra lateralización es que toda la información proveniente del lado izquierdo del cuerpo se cruza hacia el lado derecho del cerebro y viceversa. Del mismo modo, el lado derecho del cerebro mueve el lado izquierdo del cuerpo, por lo que este cruce se produce tanto para señales entrantes como salientes. La única excepción a esto es el sentido del olfato, que no se cruza.

Neurotransmisores: Las moléculas de señalización del cerebro

Las sinapsis entre las neuronas nos ayudan a procesar y a almacenar la información. Estas sinapsis son muy pequeñas, pero como se mencionó anteriormente, tenemos una gran cantidad de ellas. Nosotros también obtenemos nuevas sinapsis en la medida en que aprendemos cosas nuevas. El método de comunicación en cada sinapsis es utilizando una molécula de señalización llamada neurotransmisor. Hay químicos utilizados por nuestro cuerpo como neurotransmisores o transmisores de información entre las neuronas. Todos estos son moléculas pequeñas, y todas funcionan de manera similar. La diferencia está en que cada químico tiene diferentes efectos en la célula receptora. Los químicos más comunes utilizados como neurotransmisores son:

Neurotransmisor	Funciones principales
Acetilcolina	Movimiento; Memoria
GABA	Señal inhibidora más común
Glutamato	Señal excitatoria más común
Dopamina	Movimiento; Recompensa
Serotonina	Estado anímico; excitación
Norepinefrina	Excitación; Estado anímico

La acción de un neurotransmisor depende de la sustancia química utilizada y de las células que lo están recibiendo. Los dos neurotransmisores más comunes son el Glutamato y GABA. El glutamato se usa en aproximadamente una cuarta parte de todas las sinapsis cerebrales. Puede hacer cosas como comunicar información sobre visión o crear nuevos recuerdos. Y como es tan común, si alguien es particularmente sensible, el exceso de glutamato en su dieta puede provocar dolores de cabeza. Este es el caso de una serie de personas cuando comen la especie MSG (glutamato monosódico). Esta especie estimula dos sabores en nuestra lengua: salado y umami (o carnoso). Es el glutamato en el MSG que proporciona el sabor umami, y para algunas personas, el MSG agregado puede aumentar el glutamato en la sangre, llegar a algunas áreas y causar dolor de cabeza. La solución más efectiva para evitar los dolores de cabeza si una persona es sensible al MSG es reducir o eliminar esta especie.

Farmacología: Algunas drogas que afectan el cerebro

Debido a que cada una de nuestras sinapsis usa un neurotransmisor químico, si tomamos un medicamento que actúa como este transmisor, podemos imitar su efecto. Del mismo modo, si tomamos un medicamento que bloquea el transmisor, podemos reducir o incluso detener su efecto. Llamamos a los medicamentos imitadores drogas "agonistas", y a los medicamentos bloqueadores de drogas "antagonistas". El estudio de cómo funcionan estos medicamentos se llama farmacología. Ya que estas drogas afectan los neurotransmisores en el cerebro, estas pueden cambiar nuestro estado mental, las percepciones o comportamiento.

El uso de algunos medicamentos puede ser beneficioso para varias condiciones neurológicas, especialmente si se usa en niveles similares a los que hay naturalmente en el cerebro. Sin embargo, si se usan cantidades más altas de la droga, las células cerebrales pueden perder su sensibilidad, lo que requiere cantidades aún mayores para poder tener efecto. También algunas drogas pueden usarse para crear un estado mental alterado. Mientras estas drogas están actuando en funciones cerebrales normales, a menudo están en niveles sustancialmente más altos que los que utiliza nuestro cerebro, y esto puede crear efectos secundarios cuando usamos el medicamento. Por ejemplo, la morfina es una droga que actúa sobre las vías opioides en el cerebro. Estas vías reducen nuestra sensación de dolor, por eso la morfina se usa para ayudar a reducir el dolor intenso. El problema es que cuando la vía de los opioides es estimulada a niveles más altos de los que lo necesita, crea una necesidad de estimulación regular (llamada dependencia). También, los opioides tienen un efecto secundario, ya que suprimen la respiración cuando se usan en dosis muy altas. Si alguien abusa de la morfina o cualquier droga opioide, y se adapta a ella de forma que necesite usar cantidades cada vez mayores, esta persona puede llegar a un punto donde puede dejar de respirar. Cuando esto pasa, es necesario usar medicamentos que detengan el efecto opioide de forma inmediata para que esta persona pueda volver respirar. El problema actual de adicción a las drogas opioides en los Estados Unidos muestra cómo estos narcóticos son muy adictivos, ya que las personas a las que les han sido recetados para controlar el dolor siguen usándolos después de que el dolor ha desaparecido, esto ocurre debido a la dependencia que le causaron los opioides. Como estas personas continúan usando estas drogas, pierden la sensibilidad y usan cantidades cada vez mayores, lo que comúnmente resulta en constantes situaciones de emergencia y hasta la muerte.

Farmacología: Algunos medicamentos que afectan el cerebro

Hay una gran cantidad de medicamentos que afectan nuestro sistema nervioso, siendo los opioides uno de estos. Las drogas que afectan el cerebro incluyen las que aumentan la producción de un neurotransmisor, como el uso de L-DOPA que ayuda a las neuronas a producir la dopamina, que les falta a las personas que padecen la enfermedad de Parkinson, o medicamentos antipsicóticos que reducen la dopamina para tratar la esquizofrenia. Otros de los tratamientos que se usan son los ISRS (inhibidor selectivo de recaptación de serotonina), como lo son la fluoxetina o Hierba de San Juan (St. John's Wort) para restaurar los niveles de serotonina en algunos casos de depresión, o el uso de marihuana para tratar las náuseas graves producto del cáncer o esclerosis múltiple. La marihuana puede también ayudar a estos pacientes a recuperar su energía al aumentarles el apetito, por ende, aumentar sus niveles de energía. La marihuana en sí tiene una serie de compuestos que nos afectan, incluyendo la supresión de las náuseas, pero también incluye el ponernos en un estado alterado e interferir con la memoria y desarrollo cerebral, por lo que no se prescribe a menudo para menores de veinticinco años, ya que sus efectos a largo plazo pueden impactar el desarrollo cerebral si se usa regularmente.

Trastornos Cerebrales Y Nervoiosos

Enfermedad de Parkinson

En la enfermedad de Parkinson, una parte particular del cerebro no puede producir suficiente neurotransmisor dopamina, lo que da como resultado que una persona tenga un control más débil de su movimiento. Esto se ve como un temblor en las manos y dificultad al hablar, que progresan tanto, que todo el cuerpo tiembla y puede llegar a un punto en el que la persona puede perder el movimiento de su cuerpo totalmente. Debido a que el problema es el no tener suficiente dopamina, al darle a la persona un precursor de dopamina, L-DOPA, sus neuronas pueden empezar producir dopamina nuevamente por un tiempo, y esto alivia el problema. Con el tiempo, el cuerpo de la persona con esta condición se adapta a tomar este compuesto (dopamina). Una de las soluciones que proporcionan ayuda más tarde, cuando esto ocurre, se llama estimulación cerebral profunda. Esto implica implantar quirúrgicamente un electrodo en la región del cerebro donde está el problema para estimularlo directamente. Hacer esto evita la necesidad de usar un medicamento al que el cerebro puede adaptarse, lo que ayuda para así tener una solución a largo plazo.

Accidente cerebrovascular

Es una pérdida del flujo sanguíneo a una parte del cerebro. La pérdida puede ocurrir debido a un bloqueo en un vaso sanguíneo, a lo cual se le da el nombre de accidente cerebrovascular isquémico. También, la pérdida puede suceder debido a una ruptura de un vaso sanguíneo en el cerebro, y esto se llama derrame cerebral hemorrágico. Casi dos tercios de los accidentes cerebrovasculares son isquémicos y un tercio hemorrágico. Cuando ocurre un derrame cerebral, la pérdida del flujo sanguíneo, hace que las neuronas estén privadas de oxígeno y no pueden producir energía. Cuando pierden energía durante horas, estas células mueren, y con su muerte está la pérdida de una actividad específica. Debido a que las células tardan unas horas en morir, los accidentes cerebrovasculares isquémicos pueden tratarse médicamente administrando al paciente un medicamento que disuelve los coágulos sanguíneos o retirando el coágulo quirúrgicamente. Esto se hace en un hospital, y puede causar poco daño a la persona si se actúa rápidamente. Los derrames cerebrales hemorrágicos no se pueden tratar de esta manera, pero pueden operarse para detener la fuga de sangre. Este es un procedimiento mucho más delicado. Como resultado, aunque la mayoría de los accidentes cerebrovasculares son isquémicos, la mayoría de las muertes son por accidentes cerebrovasculares hemorrágicos. Los accidentes cerebrovasculares isquémicos tienen una tasa de mortalidad de alrededor del 40 por ciento, mientras que la tasa de los accidentes cerebrovasculares hemorrágicos es de un 90 por ciento. El factor más importante para sobrevivir a un accidente cerebrovascular es la rapidez con que la persona recibe atención médica. El siguiente factor es recibir terapia para volver a aprender las habilidades que fueron deterioradas por el accidente.

Si vemos a alguien que de repente tiene dificultad para hablar o no puede mover un brazo o una pierna, es necesario llamar de inmediato al 911. La acción rápida será esencial para poder asistir a esta persona.

El principal factor de riesgo de para padecer un accidente cerebrovascular es la presión arterial alta. Otros riesgos incluyen niveles de colesterol alto, obesidad, diabetes, fibrilación auricular y el fumar. Los accidentes cerebrovasculares son condiciones que aumentan con la edad, dos tercios de todos los accidentes cerebrovasculares ocurren en personas mayores de sesenta y cinco años. Los tratamientos para reducir la probabilidad de un derrame cerebral incluyen tener una dieta saludable y hacer ejercicio regularmente y tomar medicamentos que reducen la formación de coágulos en la sangre para las personas con mayor riesgo.

Depresión, fobias, TOC y esquizofrenia

Se estima que más de una de cada diez personas en los Estados Unidos tiene un trastorno del estado de ánimo en cualquier momento de su vida, por lo que estos son muy comunes y afortunadamente son tratables. Hay una serie de trastornos de estados de ánimo, los cuales incluyen depresión clínica, miedos (llamados fobias), trastorno obsesivo compulsivo (TOC), trastorno bipolar y esquizofrenia. En cada una de estas enfermedades, hay varias opciones de tratamiento. Para las tres primeras en la lista, la terapia psicológica suele ser el mejor tratamiento con o sin medicamentos, mientras que el trastorno bipolar y la esquizofrenia generalmente requieren medicamentos y terapia psicológica.

Se ha demostrado que la terapia ayuda a la persona a comprender qué le está causando su condición y aprender cómo puede manejarlo, al encontrar diferentes formas de percibir las cosas. Esta estrategia comúnmente ayuda a la persona, la cual aprende que tiene el poder de cambiar las cosas. Cuando la terapia por sí sola no es suficiente, hay varios medicamentos que pueden usarse en combinación con la terapia. Un tipo común de medicamento para la depresión son los ISRS (inhibidor selectivo de recaptación de serotonina). Estos medicamentos funcionan para aumentar los niveles de serotonina en ciertas áreas del cerebro, y a menudo son útiles en el tratamiento de los trastornos del estado de ánimo, porque en su mayoría, los niveles de producción de serotonina en personas con estas condiciones son generalmente más bajos. Existen varias versiones farmacológicas de medicamentos ISRS, y también al menos una versión a base de hierbas (hierba de San Juan). Porque trabajan de la misma manera, no se pueden usar ambas al mismo tiempo, ya que puede ser muy peligroso. El litio también se usa para trastornos del estado de ánimo y parece funcionar aumentando los niveles de serotonina de una manera diferente que los ISRS. El litio es un mineral que nuestro cuerpo puede absorber, pero no se elimina rápidamente, por lo que tomar demasiado litio también es perjudicial para la salud. Algunos trastornos del estado de ánimo pueden deberse a una deficiencia de vitaminas en el cerebro.

La depresión (también llamada depresión unipolar) a menudo se desencadena por causa de algún evento o circunstancia negativa, y la persona no logra superar el efecto de este evento. La depresión ha estado aumentando entre los jóvenes, a menudo debido al estrés. Siempre es mejor hablar con un médico al respecto para poder obtener el apoyo necesario para tratar la depresión; si esta enfermedad mental no se trata, aumenta en severidad o se repite nuevamente. Las fobias son comunes entre los niños, y aproximadamente uno de cada cuatro niños tiene un miedo que podría convertirse en una fobia. Mientras que muchos niños superan sus miedos, otros desarrollan una fobia que provienen de ellos. Es aconsejable permitir que el niño hable sobre el miedo y escuchar lo que dice con atención y respeto. La orientación de un profesional médico ayuda en estos casos. El TOC también parece tener sus raíces en la adolescencia, cuando estamos aprendiendo a hacer estructura en nuestra vida. Para tratar esta condición, también es recomendable hablar con un médico. Nuevamente, mostrar respeto por el niño que padece este tipo de enfermedad y prestarle ayuda.

El trastorno bipolar hace que las personas alternen entre estados de depresión y manía. Manía es un estado salvajemente entusiasta. Los medicamentos ayudan a equilibrar estos cambios y permite que la persona se recupere. La esquizofrenia es un trastorno psicótico que afecta a aproximadamente una de cada cien personas y generalmente se empieza a desarrollar a los veinte años de edad. Algunos de los síntomas son las alucinaciones auditivas y / o visuales, nivel de estado emocional bajo y se trata con medicamentos antipsicóticos.

Una excelente fuente de información sobre los trastornos de salud mental es el NIH (National Institutes of Health o Institutos Nacionales de la Salud) donde se provee esta información sobre estas y muchas condiciones mentales más en detalle: http: / / nimh.nih.gov / health /

Trastorno del Espectro del Autismo (TEA)

El trastorno del espectro autista (TEA) es el nombre que se le da a una variedad de afecciones en las que la persona tiene dificultad con las interacciones sociales. El nombre que se le daba a algunas de estas era Síndrome de Asperger. Estas personas suelen tener problemas para identificar las emociones y las expresiones faciales en otras personas, tienen dificultades para comprender el punto de vista de los demás y dificultad para comunicarse por causa de esto. El TEA generalmente se desarrolla en la infancia y se cree que es más común en varones. Estos niños a menudo son buenos para aprender cosas, especialmente en el campo de las ciencias y artes. Estas personas a menudo mejoran al tener una rutina diaria, ya que los cambios les resultan muy difíciles. Tratamiento de terapia psicológica es muy útil en estos casos para que puedan aprender y desarrollar métodos para superar estas dificultades. Algunos estudios han indicado que las personas con TEA pueden tener dificultades para reconocer caras, lo que significa que no solo no pueden reconocer expresiones, sino que también pueden tener dificultad para reconocer la cara de las personas.

Sabemos que hay una parte de reconocimiento facial en nuestro cerebro (en el hemisferio derecho) que nos permite ver y reconocer caras. Esta es una habilidad tan fuerte que las personas frecuentemente pueden ver caras donde no las hay, como en las montañas, nubes u otros objetos inanimados. Puede ser que un aspecto del TEA sea afectar esta parte del cerebro.

El número de niños diagnosticados con TEA ha aumentado y se ha duplicado en la última década a aproximadamente el 2%. Estudios recientes muestran que ciertos alimentos pueden estar afectando a algunos niños de manera que aumenta su dificultad en la comunicación. Dada la preferencia de los niños con TEA por consumir los mismos alimentos todos los días, resulta difícil hacer este tipo de cambios, pero hacer que ayuden en la preparación de sus alimentos y ayudarlos a participar en la reducción del consumo de carnes y productos lácteos puede ser muy beneficioso.

Trastornos de la alimentación

Hay una variedad de trastornos alimenticios, desde no comer lo suficiente hasta comer demasiado. La parte del cerebro que controla nuestra alimentación está en el hipotálamo. Esta es la parte del cerebro que nos ayuda a saber la necesidad de nutrición o de energía al sentir hambre, y también es esta la que hace que sepamos que hemos comido lo suficiente al sentirnos saciados. El hipotálamo también mantiene nuestro reloj circadiano, por lo que el hambre está a menudo sincronizada con la hora de la comida. La frecuencia de los trastornos alimenticios ha aumentado en las últimas décadas, y las razones aún no están totalmente claras. Todos los trastornos alimenticios provocan problemas físicos, por lo que es importante abordarlos tan pronto como sea posible. Los trastornos alimenticios a menudo comienzan durante la adolescencia, pero pueden comenzar a cualquier edad y son más comunes en mujeres. Parecen estar afectados por o correlacionados con otras condiciones mentales como TOC, depresión o problemas de socialización. Las personas con estas enfermedades también tienden a ser inteligentes, y esto lleva al cumplimiento exitoso del tratamiento, el cual es creado individualmente para ayudar a la persona que quiere enfrentar el problema y encontrar una solución. Por el hecho de que este desorden reentrena al hipotálamo, cuando la persona afectada está en condición de enfrentar el trastorno, esta tendrá más éxito en entrenarse nuevamente para reconocer las señales de hambre y saciedad que el cerebro ha apagado.

Trastorno de estrés postraumático (TEPT)

El TEPT es una condición que surge en algunas personas que sufren un evento peligroso que amenaza su seguridad o sus vidas. La afección generalmente se desarrolla dentro de los meses posteriores al trauma, y se estima que afecta más del 5 por ciento de las personas en algún momento de su vida y las mujeres corren un mayor riesgo de padecerlo que los hombres. Si bien a menudo este trastorno se desarrolla después de un evento aterrador, también puede ocurrir en alguien que pierde a un ser querido o que tiene un ser querido que experimentó un evento traumático. Esta condición es difícil de tratar con los métodos más comunes que son medicamentos y terapia. Una terapia útil es la Terapia Cognitiva de Conducta (TCC), que ayuda a las personas a enfrentar y controlar su miedo y a revisar cómo piensan sobre la causa del evento traumático (generalmente al enfrentar y entender cualquier culpa o vergüenza que sientan y ayudarlos a reconocer que no es su culpa).

Estrés

El estrés es causa de muchas dificultades para el sistema nervioso, ya que el cuerpo utiliza todos recursos para poder responder a sus síntomas. El estrés a corto plazo produce una descarga de adrenalina y un aumento de cortisol, los cuales aumentan el azúcar en la sangre para aumentar el movimiento. También se acelera el ritmo cardíaco y la respiración para poder proveer energía al cuerpo más rápido y mejorar la capacidad de concentración por un corto periodo de tiempo. De esta forma podemos aprender a manejar con más facilidad este tipo de situación cuando se presente nuevamente. Ejemplos de estrés a corto plazo pueden ser: estar en una situación de peligro o en una competencia. De cualquier forma, la situación que causa el estrés dura poco tiempo (minutos a horas). En este caso, el cuerpo responde con un estallido de actividad para reaccionar rápidamente, y memorizar el evento para para poder responder más rápido la próxima vez.

En contraste, el estrés a largo plazo (estrés que dura muchos días o semanas) activa los mismos sistemas, pero la duración alargada de este aumento de energía utilizada por el cuerpo empieza a afectar y a reducir el descanso, dificulta el aprendizaje y afecta la creatividad (lo que dificulta la identificación de soluciones para el estrés). Por lo tanto, la avalancha de adrenalina y cortisol que aumentó para la resolución del problema y la acción para enfrentar la situación a corto plazo, empieza a perjudicar estas mismas habilidades cuando el estrés se presenta a largo plazo. Los ejemplos de estrés a largo plazo pueden ser: cuidar a un ser querido enfermo o dedicar una gran cantidad de tiempo a un proyecto o trabajo. En estos casos, la energía del cuerpo es agotada por la actividad nerviosa, la creatividad es sofocada, y el aprendizaje se ve altamente afectado. Sabemos por estudios cerebrales que se han efectuado, que el área de aprendizaje del cerebro disminuye los contactos sinápticos con el estrés a largo plazo (así como con el TEPT).

Las soluciones para el estrés son eliminar o reducir el factor estresante, participar en actividades para reducir el estrés (estas varían según la persona, pero pueden ser: actividad física, técnicas de relajación, oración o meditación, conversaciones con seres queridos y risas), tener una dieta saludable y dormir y descansar suficientemente. Dado que los factores estresantes tienden a reducir estas actividades, se requiere hacer un esfuerzo para realizarlas cuando estamos estresados, pero el hacerlo puede ayudar a reducir las dificultades provocadas por la respuesta al estrés.

Demencia

Hay muchos tipos de demencia, y la mayoría de ellos surgen durante la edad adulta. El tipo de demencia más conocido es el Alzheimer, que se caracteriza por la acumulación de algunas proteínas en el cerebro. La enfermedad del Alzheimer tiene varios signos muy particulares como la incapacidad de recordar planes, y un aumento de la dificultad para recordar eventos de la vida. La confusión es común y, a medida que la enfermedad progresa, el paciente no puede saber o entender que no tiene conocimiento acerca de algo.

La demencia senil, que significa demencia relacionada con la edad, se caracteriza por una pérdida de memoria de eventos específicos, que también aumenta gradualmente. Los pacientes con demencia senil a menudo parecen saber que no pueden recordar algo, y esto los frustra y los enoja. Estas personas a menudo tienen los síntomas de la "puesta de sol", que se refiere a lo tarde (al final de la tarde) que parecen llegar al límite de esforzarse en pensar y recordar por el día; muestran más frustración con las cosas que les rodean y pueden hablar como si estuvieran enojados.

Investigadores a través de estudios están tratando de encontrar soluciones para tratar la demencia de todo tipo. Hasta ahora, hemos aprendido que la dieta y la actividad física y mental son lo más importante. Tener un sistema cardiovascular saludable puede dar a estas personas una ventaja para poder llevar oxígeno al cerebro y retrasar el desarrollo de la enfermedad. Tener una dieta completa con altos niveles de vitaminas y bajos niveles de azúcar, grasas saturadas y sal han demostrado ser altamente beneficiosos. Es mejor no fumar, ya que fumar disminuye el oxígeno en el cerebro. El ejercicio moderado puede ser muy bueno porque mejora la actividad en el sistema cardiovascular y los ejercicios mentales (resolver acertijos, crucigramas, problemas, leer y pensar) son también extremadamente beneficiosos para personas con esta condición y con riesgo de padecerla.

Desórdenes del lenguaje

En el primer año de vida, todos tenemos la capacidad de aprender cualquier idioma. Podemos hacer cada sonido de cada idioma, y durante el primer año solo continuamos haciendo los sonidos que escuchamos. Esto significa que la forma en que aprendemos el idioma es al escucharlo y al imitarlo. Durante las dos décadas siguientes de nuestra vida, adquirimos palabras y gramática a un ritmo fenomenal, aumentando enormemente nuestra capacidad de desarrollar y mejorar el idioma nativo. Además, otros idiomas que se aprendan a una edad temprana generalmente se aprenden con fluidez. De este modo, una persona que aprenda un idioma en los primeros años de vida hablara tan bien como un hablante nativo, sin acento. Cuando aprendemos un idioma más tarde en la vida, a menudo lo aprendemos con nuestro acento lingüístico nativo más pronunciado. Esto es en gran parte porque a medida que desarrollamos familiaridad con los idiomas de nuestra juventud, perdemos la capacidad de distinguir sonidos que no son parte de idiomas que hablamos normalmente. Si no podemos escuchar la diferencia, no podemos reproducir esa diferencia, y tenemos un límite en nuestra habilidad lingüística. Esto no afecta el aprendizaje de idiomas que son similares a nuestro idioma nativo, pero hace que aprender un idioma que sea muy diferente al nuestro sea mucho más difícil.

La capacidad de escuchar con precisión es fundamental para aprender un idioma en los primeros años de vida. Si un niño tiene infección de oído recurrente (infecciones de oído que ocurren una tras otra), su audición estará afectada debido a la acumulación de líquido en el oído, este líquido amortigua y cambia los sonidos que escucha. Si estas infecciones no desaparecen, el niño reproducirá con mucha precisión estos sonidos modificados, tal cual como los escuchan y así mismo aprenderán a hablar. En este caso, una vez que el niño comience a hablar, será obvio que no está hablando correctamente. La primera suposición es a menudo que hay un impedimento (una dificultad) en su capacidad de hablar, pero el impedimento generalmente está en su capacidad de escuchar. Una vez que las infecciones del oído se eliminan, el niño va a poder oír y emitir los sonidos correctos. Si las infecciones del oído son frecuentes en los primeros dos a tres años, el niño probablemente va a tener dificultades para reproducir el lenguaje correctamente.

Motivación

La motivación se ve como parte en la jerarquía de necesidades, con el objetivo final de podernos sentir como personas creativas y autorrealizadas. Para que una persona pueda lograr esto, es necesario entender que debe hacerse cargo de algunas necesidades para poder encargarse de otras. Las necesidades más básicas son las de supervivencia, como el aire, los alimentos y el agua. Una vez que se satisfacen las necesidades básicas, se pueden empezar a satisfacer las necesidades de seguridad. Las necesidades de seguridad incluyen vivienda, seguridad de empleo y seguridad personal. Aquellos que han podido satisfacer las necesidades de seguridad pueden entonces intentar empezar a satisfacer la necesidad de amar y ser amado (pertenecer). La necesidad de amor incluye familia, amigos y compañeros íntimos, es así como sentimos que pertenecemos a algún lugar. Las personas que han podido satisfacer las necesidades de amor pueden comenzar a encargarse de la necesidad de estima. Esta necesidad de estima quiere decir que nos sintamos bien con respecto a lo que le damos al mundo, esto puede ser a través de la familia, el trabajo, los amigos o pasatiempos. La necesidad de estima significa que cada uno de nosotros como individuos podamos sentir que tenemos valor en el espacio que ocupamos en nuestra de la comunidad. Finalmente, una vez que la necesidad de estima se cumple, podemos buscar sentirnos autorrealizados. Una persona autorrealizada es típicamente una persona creativa, inspirada y a menudo inspira a los demás.

Se puede ver que la pérdida de motivación tiene grandes consecuencias, afectando todos los niveles superiores. Por ejemplo, una persona que pierde su trabajo tendrá un debilitamiento de su autoestima y su amor propio, hasta que pueda recuperar la seguridad en sí misma provista por su trabajo. Del mismo modo, una persona que pierde a alguien importante en su vida no solo verá afectada su necesidad de amor y compañía, sino también su autoestima y autorrealización, las cuales dependen también de tener amor. Esta jerarquía de necesidades a menudo se representa como una pirámide, con la base formada por las necesidades físicas, y cada nivel que le sigue, descansa sobre el nivel de abajo.

Vision

Al igual que los sentidos del oído y del tacto (cuando tocamos la temperatura del cuerpo), la visión utiliza un lóbulo del cerebro; el lóbulo occipital en la parte posterior de la cabeza, para dar sentido a lo que vemos. A diferencia de los otros sentidos, la visión también tiene procesamiento en el mismo ojo, esto es para poder identificar información antes de que llegue al cerebro. Nuestro sentido de la vista utiliza muchas otras regiones del cerebro para procesar la información visual después de que ha atravesado el lóbulo occipital. Por ejemplo, cuando leemos palabras, la información visual de las palabras debe descifrarse en el área de comprensión del lenguaje (área de Wernicke) en el lóbulo temporal y luego, esta información va al área del habla (área de Broca) en el lóbulo frontal. Además, utilizamos un área de reconocimiento facial en el lóbulo temporal (una estructura llamada área de la cara fusiforme) para identificar una cara y su expresión, esta región utiliza neuronas espejo no solo para identificar la expresión, sino para reflejar el sentimiento en nuestras propias mentes.

Óptica del ojo

El ojo es una estructura casi esférica, en su forma y compuesta por la esclerótica y la córnea. La esclerótica es la parte blanca dura del globo ocular, mientras que la córnea es la parte clara al frente del ojo. La córnea debido a su forma enfoca la luz con el lente dentro del ojo perfeccionando este enfoque. Del enfoque de luz se encarga la córnea y el lente es necesario para crear la imagen en la retina, que es la parte del ojo sensible a la luz. La córnea y el lente funcionan similarmente a una cámara, crean una imagen en el área sensible a la luz. La córnea tiene una fuerza de enfoque constante y el lente se ajusta, permitiéndonos enfocarnos en cosas que están cerca y lejos al cambiar la forma del lente que está dentro del ojo.

Entre la córnea y el lente se encuentra el iris. El iris proporciona una apertura (la apertura de una cámara) que controla la cantidad de luz que percibe el ojo. El iris está pigmentado (este pigmento tiene muchos tonos, lo que nos da ojos marrones, avellana o azul, etc.) y la apertura del iris se llama pupila. Esta apertura disminuye con la luz y se hace más grande cuando la luz es tenue, para darnos y adaptarnos a una amplia gama de luz en la que podamos ver.

Cataratas

Una catarata se forma cuando el cristalino del ojo se vuelve más blanco en lugar de transparente. Las cataratas se forman en el lente del ojo debido a la exposición a la radiación ionizante durante muchos años, como los rayos UV del sol, el horno microondas o radiación

nuclear. La energía de este tipo de radiación es de alta intensidad y cambia la estructura de las proteínas en el lente, modificando su estructura, lo que las hace pasar de transparentes a opacas. Algo similar sucede cuando cocinamos un huevo. La exposición al calor convierte la clara transparente del huevo en una estructura blanca y opaca. El mejor medio de prevención contra las cataratas es mantener los ojos protegidos de los rayos ultravioleta (UV) con anteojos que bloqueen estos rayos y usar sombrero o gorra de manera que se evite que la luz del sol llegue directamente a los ojos.

Una vez que se desarrollan las cataratas, la única solución es quitar la lente del ojo y removerlas quirúrgicamente, ya que la catarata está dentro del ojo y reemplazar el lente con un lente de plástico que nos ayudará a enfocar la luz. La desventaja es que el lente de plástico solo puede enfocar a una distancia, por lo que se necesitan gafas para poder ver a diferentes distancias. Las cataratas generalmente se desarrollan en la etapa de la madurez (después de los cincuenta años), ya que estas se forman debido a la exposición larga y continua a la radiación ionizante.

Glaucoma

Directamente detrás de la córnea y frente al iris hay un espacio lleno de líquido llamado el humor acuoso. El fluido se filtra constantemente en este espacio, y luego se drena también constantemente manteniendo este líquido perfectamente limpio. En ciertas condiciones médicas, este líquido no se drena bien, y el exceso de líquido aumenta la presión en el ojo. Esto ocurre en muchos tipos de glaucoma, donde hay un aumento gradual de la presión en el ojo. El glaucoma se trata con unas gotas oculares especiales que disminuyen la producción de fluidos y protegen contra la pérdida de visión. El aumento descontrolado de la presión causa la pérdida gradual de la visión al dañar el nervio óptico.

El glaucoma es una enfermedad ocular que generalmente afecta a personas después de los sesenta años. La mejor forma de prevenirla es midiéndose la presión ocular todos los años. De esta forma, si la presión ocular comienza a aumentar, puede tratada de inmediato. Si el glaucoma no se trata, la persona puede perder gradualmente la visión, comenzando con la pérdida de la visión periférica moviéndose hacia el centro. Esto significa que el campo de visión se vuelve cada vez más estrecho cuando el glaucoma no es tratado.

Otros tratamientos para el glaucoma pueden incluir ciertas plantas medicinales que reducen la presión ocular o protegen las células de la retina del daño. La planta más común para esto es la marihuana. Se cree que los ingredientes activos reducen el daño al nervio óptico (siempre es recomendable discutir todas las opciones de tratamiento con un oftalmólogo). Si la presión del fluido no disminuye con tratamiento médico, otra solución es realizarse a través de un procedimiento quirúrgico, un pequeño drenaje en el ojo para dejar escapar una pequeña cantidad de líquido cuando se acumule. Esto solo puede hacerlo un oftalmólogo capacitado con experiencia con este tipo de cirugías. Esta opción puede ser muy eficaz para estos tipos de casos.

Lentes correctivos

Mientras que el líquido del humor acuoso ayuda a mantener la estructura y la curvatura de la córnea, es el humor vítreo el que mantiene la forma completa del globo ocular. El humor vítreo tiene una consistencia similar a la gelatina y llena la mayoría del globo ocular detrás del lente, manteniendo la forma circular del ojo.

De esta forma, la luz pasa a través de la córnea, el humor acuoso, el iris, el cristalino y el humor vítreo en camino hacia la retina, la parte sensible a la luz del ojo. La córnea y el cristalino son partes refractivas (doblan la luz), mientras que el lente es capaz de ajustar el enfoque, y el iris regula la cantidad de luz que pasa a través del ojo.

Cualquier irregularidad en la forma del ojo o de la córnea causa distorsión de la visión. Cuando la córnea no es simétrica, ocurre el astigmatismo, lo cual significa que el enfoque en un ángulo del ojo difiere ligeramente del foco en otro ángulo. Si la forma general de la córnea es más redonda o más plana, entonces tendremos como resultado condiciones como la miopía o hipermetropía, debido a que el enfoque es ligeramente diferente del que se necesita para formar una imagen clara en la retina. Esto significa que ligeros cambios en la forma de la córnea causan variaciones del enfoque normal.

Presbicia

A medida que envejecemos, el lente del ojo se vuelve menos flexible y al pasar de los años se vuelve menos capaz de enfocarse en las cosas que tenemos cerca. Esta pérdida de flexibilidad significa que nuestro punto más cercano de visión nítida se aleja a medida que envejecemos. A los 20 años de edad lo más cerca que podemos ver algo claramente es a una distancia de unos 10 cm (2,5 pulgadas). A los cuarenta años, lo más cerca que podemos ver puede ser aproximadamente a la longitud de los brazos; a los sesenta o setenta, puede estar a un metro (tres pies) de distancia. Es por eso que la mayoría de las personas necesitan gafas para leer después de los cuarenta años, para poder enfocarse en lo que están sosteniendo como un libro, por ejemplo.

Para aquellos que son miopes (que pueden ver de cerca con claridad, pero no pueden ver de lejos), la disminución en la flexibilidad de la lente tiene menos efecto que para otros. A medida que estas personas envejecen, su visión parece mejorar y pueden leer sin gafas por muchos años.

Hay algunas cosas que debemos tener en cuenta. Primero, las personas miopes pueden enfocarse mejor en lo que está más cerca a sus ojos que las personas que ven mejor de lejos. Segundo, a medida que envejecemos, la presbicia hace que el punto de visión cercano esté cada vez más lejos de nuestros ojos. Esto se hace más notable alrededor de los 50 años de edad. Para una persona con visión normal (ni cerca ni lejos), lo más cercano que puede ver sería a unos 10 cm a los veinte años de edad. A los cuarenta años, el punto más cercano de visión es de unos 20 cm, y a los sesenta años, el punto más cercano es de unos 80 cm, aumentando a un metro completo a los setenta años de edad.

Corrección quirúrgica

Para las personas que son muy miopes, existe la posibilidad de reducir o eliminar la necesidad de gafas reformando la córnea con un procedimiento quirúrgico. Este proceso se llama LASIK, con esto se cambia la curvatura de la córnea cortándola. Los cortes en la córnea la hacen más delgada, pero también permiten que la córnea tome una forma más óptima para la visión normal. Esto significa que la córnea se adelgaza, por lo que la cirugía no puede repetirse sin el riesgo de hacer que la córnea quede demasiado delgada. Si esto sucediera, la córnea no mantendría su forma, y la persona tendría una visión con la que no podría mantener bien su enfoque. Esta cirugía funciona en un 80 por ciento al 90 por ciento de los que se la hacen (los problemas a menudo son dificultades para conducir de noche, como la córnea cortada aumenta el reflejo de las luces, cuando el tráfico que se aproxima la persona puede encandilarse fácilmente) y no necesitan gafas para ver a larga distancia. Sin embargo, a medida que se desarrolla la presbicia, estas personas probablemente van a necesitar anteojos a una edad más temprana a diferencia de una persona que no se realizó esta cirugía.

Función retiniana

Dentro de la retina, hay dos tipos de foto receptores: los fotorreceptores con forma de bastón que proporcionan nuestra visión nocturna, y son exquisitamente sensibles a muy poca luz; y los foto receptores con forma de cono que proporcionan visión en color. Cada fotorreceptor de cono es sensible a uno de los tres colores, rojo, verde o azul que nos proporcionan la visión a color. Las cantidades de cada uno de estos tres colores primarios nos permiten ver y reconocer el color de cualquier objeto y ver la gama completa de los colores del arcoíris.

Esta característica de sólo detectar tres colores es la razón por la que podemos ver todos los colores cuando miramos la pantalla de una computadora, que solo tiene rojo, verde y azul (RVA). También es la razón por la que vemos todos los colores en una imagen impresa, que generalmente está hecha de turquesa, fucsia y amarillo (los colores que complementan al RVA). La parte central de la retina, llamada fóvea, contiene una gran cantidad de foto receptores cónicos agrupados en un espacio muy pequeño, lo cual nos permite distinguir muchos detalles, esto se llama agudeza visual.

La fóvea proporciona esta gran agudeza en el medio (los dos grados centrales) de nuestro campo visual. Fuera de la fóvea, hay una mezcla de fotorreceptores con forma de bastón y de cono, y la agudeza es reducida, aunque la sensibilidad a los bajos niveles de luz es mayor gracias a los bastones. Por eso en una noche iluminada por la luna, es más fácil ver algo cuando no está directamente frente a nosotros, por el hecho de que los fotorreceptores de bastón son necesarios para ver con poca luz, estos no están en el medio de nuestra visión. Dentro del globo ocular y detrás de la retina sensible a la luz, hay un tejido de soporte llamado retina epitelial pigmentada (REP). La REP tiene dos funciones importantes, una óptica y la otra química. Ópticamente, las células REP son negras y rodean los bastones y conos. Esto significa que cualquier luz que no es absorbida por los fotorreceptores es absorbida por el REP y no tendremos reflexiones. Esta cortina negra nos impide ver esferas o aureolas alrededor de los objetos, por lo que es muy importante para tener agudeza visual. En los animales nocturnos, como los gatos, el epitelio es reflejante, lo que les permite capturar cada poquito de luz. Debido a este reflejo de luz, su visión en la obscuridad es muy buena, pero su agudeza no es tan buena como lo es para nosotros los humanos.

Punto ciego

Hay un punto en cada ojo donde no hay bastones ni conos. Este lugar es a donde el nervio óptico no llega y por donde entran y salen los vasos sanguíneos. El lugar se llama punto ciego, porque no podemos ver nada a través de esa área. Se encuentra a varios milímetros hacia el lado de la nariz en la fóvea, lo que hace que el punto ciego este hacia los lados de cada ojo. El área del campo visual en el que no podemos ver está en diferentes lugares en cada ojo. En el ojo derecho está a unos 15 grados a la derecha, y en el ojo izquierdo está a unos 15 grados a la izquierda.

¿Cómo es qué no nos damos cuenta de este punto ciego?

Primero, tenemos una visión binocular o tridimensional, lo que significa que cada ojo transmite información sobre la misma escena visual, pero desde un ángulo ligeramente diferente. Esto nos permite saber la distancia de las cosas que vemos, pero también nos permite completar lo que le falta a cada ojo.

En segundo lugar, incluso cuando miramos con un solo ojo, nuestro cerebro completa la información que le falta. Entonces, cuando no tenemos información sobre un pequeño espacio en nuestro campo visual, el cerebro completa esta información con la misma escena que vemos al lado del punto ciego. Por ejemplo, si el punto ciego está apuntando hacia el cielo, el cerebro llena en el azul apropiado y continúa el patrón de las nubes que está justo al lado del lugar. Pero, si estamos viendo algo que solo está en el punto ciego, no lo vamos a poder ver. Podemos ver esto con el siguiente diagrama.: Cierre el ojo izquierdo y enfóquese en la cruz con tu ojo derecho. Acerque y aleje esta página de su ojo hasta que el punto negro a la derecha desaparezca. Cuando desaparece, es porque está en tu punto ciego.

Tener este punto ciego es una pequeña desventaja en comparación con las ventajas de la alta agudeza y visión rápida que nos permite tener. El REP de color negro usa vitamina A para reciclar los químicos detectores de luz con forma de bastón y cono. Al hacer que el REP haga esto, los bastones y los conos funcionan más rápido. Y dado que el REP coloca una pantalla negra detrás de estos fotorreceptores, tenemos una visión clara.

Degeneración Macular

La degeneración macular relacionada con la edad (DME) es una condición en la cual la retina se daña en la región central, llamada mácula. La mácula incluye la fóvea y el área que la rodea, así que el daño reduce la visión central de alta agudeza que usamos para poder ver bien las cosas. La DME comúnmente se desarrolla después de los sesenta años. Un estilo de vida que no sea el más saludable también puede influir en la reducción del flujo sanguíneo a la retina. Esto puede además aumentar el riesgo de desarrollar DME. Esto significa que fumar, tener niveles de colesterol elevado, alta presión arterial y la falta de ejercicio aumentan el riesgo de padecer DME. Hay un aspecto genético también, así que si es una enfermedad común en la familia, es importante hacerse exámenes oftalmológicos regulares para observar la retina, tener una dieta saludable con muchas verduras de hojas verde y pescado, y mantenerse físicamente activo. Una vez que la DME comienza a desarrollarse, tomar suplementos con vitaminas C y E, zinc, betacaroteno o luteína y zeaxantina puede ayudar a retrasar el progreso de esta enfermedad. Estos compuestos están presentes en las verduras de hoja verde y en el pescado, y parecen ayudar solo en forma de suplemento si la enfermedad ya se ha comenzado a desarrollar. Las cantidades necesarias específicas de cada uno de estos compuestos se encuentran en el sitio web de los Institutos Nacionales de Salud (nei.nih.gov) y muchos suplementos tienen los niveles específicos recomendados aquí, por lo que es importante conocer las cantidades antes de elegir un suplemento.

Si la DME está avanzada, existe otro tratamiento para retrasar la progresión de la enfermedad. En la mayoría de los casos (90 por ciento) de la DME, la visión se pierde porque los capilares sanguíneos crecen en la parte superior de la retina. Hay dos formas de detener el crecimiento de estos vasos sin dañar la retina. La más común es un medicamento que detiene selectivamente el crecimiento de los vasos sanguíneos. Hay tres drogas que se usan en la actualidad para tratar esta condición, estas son: Avastin, Lucentis y Eylea. Cualquiera de estas se inyecta en el ojo, y detiene el crecimiento de los vasos sanguíneos durante semanas o hasta meses. Muchas de las personas que reciben este tipo de tratamiento sienten que su visión no empeora, y algunos encuentran una pequeña mejora.

Cáncer

Sabemos mucho sobre el cáncer. Por ejemplo, sabemos que una célula necesita muchas mutaciones para convertirse en cancerosa, sabemos que el cuerpo combate la mayoría de los cánceres antes de que estén fuera de control, sabemos que el riesgo de desarrollar cáncer puede aumentar o disminuir, sabemos sobre genes que aumentan el riesgo de desarrollar cáncer y sabemos de tratamientos para reducir el cáncer. Pero algo que rara vez discutimos, es el por qué, algunas personas evitan el cáncer, mientras que otras lo desarrollan? Esto no es una pregunta fácil de responder, por supuesto, porque nadie puede estar seguro de que nunca tendrá cáncer. Pero nosotros podemos observar lo que sabemos y lo que podemos aprender para cuidarnos y compartir con los demás, formas para reducir el riesgo de desarrollar cáncer. Para ser absolutamente claro, nadie puede garantizar que alguien puede evitar tener cáncer, y nadie puede garantizar que alguien contraerá cáncer. Pero podemos estar seguros de que ciertas cosas que hacemos y evitamos pueden reducir el riesgo de desarrollarlo. Podemos reducir este riesgo no en un pequeño porcentaje, podemos reducir en realidad este riesgo casi a la mitad y podemos cortarlo a la mitad DOS VECES más. Sí, sabemos y podemos aprender cosas que pueden reducir la capacidad de que una persona disminuya el riesgo de desarrollar cáncer a aproximadamente una cuarta parte. Entonces, al cultivar ciertos hábitos, se puede tener una probabilidad mucho mejor de que la persona promedio tenga una vida libre de cáncer.

Epidemiología

Casi todo lo que sabemos sobre el cáncer lo hemos aprendido de varias maneras. Una de ellas es la epidemiología. La epidemiología estudia la propagación de las enfermedades. Esto es cuando observamos lo que come la gente y comparamos diferentes alimentos en las dietas, observamos las diferentes tasas de personas con cáncer y aprendemos qué alimentos protegen a las personas de un tipo de cáncer específico. Hay personas que pasan la vida estudiando estas correlaciones. Los llamamos epidemiólogos tienen mucha información útil sobre cosas que pueden ayudar a causar cáncer y otras que pueden disminuir la progresión de esta enfermedad.

Una forma de aprender sobre el cáncer es a través de estadísticas que los epidemiólogos han recopilado en años de estudios. Estas estadísticas analizan la cantidad de personas que han contraído cánceres específicos, y el número de personas que han muerto de cánceres específicos. Estas cifras muestran tendencias sobre los cánceres en el país. Un gran ejemplo de esto es la página de internet de la Sociedad Americana del Cáncer http://www.cancer.org En esta página, debajo del encabezado de Investigación se encuentran "Datos sobre el cáncer y cifras". Esta página tiene enlaces hacia a muchos gráficos sobre el cáncer en los Estados Unidos, incluyendo la incidencia por género por cada tipo de cáncer y las muertes por género por cada tipo de cáncer. Al leer estos cuadros, algunas cosas se hacen claras; por ejemplo, es fácil ver la relación entre fumar y el cáncer y reconocer que hay un tiempo de veinte a veinticinco años en el cambio con respecto al fumar a un cambio similar con respecto al desarrollo del cáncer. Esto nos convence de que fumar causa cáncer y que toma (en promedio) de veinte a treinta años para desarrollar ese tipo de cáncer. Así que, fumar durante un par de décadas pone en peligro la vida de una persona, pero fumar por un corto tiempo (meses, un año o dos) es algo de lo que es más probable que alguien pueda recuperarse. Lo difícil en este caso, por supuesto, es que fumar es adictivo y como con cualquier adición, desarrollamos una dependencia a la droga, haciendo que sea extremadamente difícil dejar de fumar. Pero si usted fuma, sepa que dejar de fumar mejorará su salud.

Experimentación

Otro método que se ha utilizado para aprender sobre el cáncer han sido los experimentos de laboratorio. Los experimentos usan células cancerosas cultivadas en condiciones controladas. Estas células cancerosas provienen de cáncer humano y continúan creciendo en un laboratorio siempre que les proporcione nutrientes. Un hecho sorprendente sobre las células cancerosas es que pueden seguir creciendo y multiplicarse indefinidamente.

En 1951, se extrajo una muestra de cáncer de una mujer y se cultivó en una solución que le proporcionaba los nutrientes básicos. Este pequeño trozo de cáncer ha crecido hasta llegar a las veinte toneladas y continúa siendo utilizado en la investigación sobre el cáncer. Hemos aprendido mucho de estas investigaciones, tanto así, que ahora hay 11,000 patentes estadounidenses (de medicamentos) que usan estas células (Esta historia ha sido bien descrita en el libro La Vida Inmortal de Henrietta Lacks, por R. Skloot).

Las células cancerosas cultivadas en un laboratorio se pueden analizar para saber qué puede ayudar a disminuir el crecimiento o detener el cáncer. Así es como se prueban los medicamentos por primera vez, para saber qué afecta al cáncer y también, cómo podemos detenerlo.

Lo que hemos aprendido sobre el cáncer, es que las células normales de nuestro cuerpo se vuelven a veces precancerosas. Esto es común y nos ocurre a todos. Por lo general, nuestro sistema inmune destruye estas células precancerosas y las células sanas las reemplazan. Ocasionalmente, una de estas células precancerosas se vuelve cancerosa. Nuevamente, el sistema inmune generalmente la elimina antes de que se convierta en un problema. Pero en raras ocasiones, una de estas células cancerosas puede multiplicarse y convertirse en un pequeño tumor. Si lo detectamos temprano, podemos eliminarlo. Pero si está oculto, puede crecer hasta hacerse grande, puede hasta hacer metástasis. En cualquiera de los dos casos comienza a afectarnos de forma más dañina.

¿Qué es el cáncer?

Un cáncer es un grupo de células que han adquirido nuevas características y crean un tumor. Este término fue inventado por Hipócrates (460-370 a. C.) para describir la estructura parecida a los cangrejos de estos tumores, con los brazos saliendo del tumor y dirigiéndose al tejido corporal que los rodea. La nueva característica clave es la capacidad de reproducirse sin límite. Esta característica del cáncer significa que las células cancerosas se pueden dividir repetidamente, haciendo crecer un tumor, siempre que tengan un suministro de sangre. En las células normales del cuerpo, hay un límite en la cantidad de veces que una célula puede dividirse. El límite es debido a la estructura de nuestro ADN. Cada vez que una célula se divide, un poco del ADN al final del cromosoma se corta, casi como un asa para el cromosoma que se desprende. Este ADN en los extremos de los cromosomas se llama telómero. El telómero es un pequeño fragmento de ADN en el final de un cromosoma, y con cada división celular se pierde un poco. El resto del ADN lleva los genes que codifican los componentes celulares, por lo que no se pierde información. Pero con cada división celular, los telómeros se acortan y, finalmente, el telómero desaparece (después de cincuenta a ochenta divisiones celulares). Después de eso, la célula no puede dividirse más. La única excepción de esto son las células que reemplazan al telómero. Las células cancerosas pueden reemplazar el telómero y pueden seguir produciendo nuevas células.

Las células cancerosas tienen otras mutaciones, incluyendo las mutaciones que evitan que el sistema inmunitario las mate y hacen que los vasos sanguíneos crezcan en los tumores para alimentarlos.

Cómo las células se vuelven cancerosas

Existen bastantes habilidades nuevas y necesarias para que una célula se convierta en cáncer. Se ha estimado que una célula necesita de cinco a seis mutaciones para volverse cancerosa. Cada una de estas mutaciones cambia al ADN. Cualquier cambio no es perjudicial para una persona, pero todos estos cambios juntos son peligrosos.

Con todas las mutaciones que deben ocurrir, para el cáncer poderse desarrollar lleva tiempo. De hecho, puede tomar décadas para que se desarrolle. Hay varias razones por las cuales el cáncer es raro. Primero el propio ADN. A medida que una célula se divide, la copia de ADN también verifica que no haya errores. Cuando ocurren algunas mutaciones, la célula repara el ADN de inmediato. Entonces la división celular no es generalmente fuente de mutaciones.

La siguiente protección ocurre después de que haya sucedido una mutación. Si una célula tiene una mutación y ahora está trabajando de una forma diferente, las células a su alrededor le indican que se sacrifique por el bien del resto del cuerpo o sino el sistema inmune la mata directamente. Esta protección evita que la gran mayoría de las células mutantes sobrevivan y nos protege de la mayoría de los precánceres que se puedan empezar a desarrollar. Lamentablemente, si la mutación de la célula precancerosa ignora estas señales celulares, la célula puede crecer y dividirse dando a la mutación la oportunidad de seguir adelante.

Una vez que una célula ha adquirido la mayoría de las mutaciones necesarias para ser cancerosas, esta célula cancerosa puede hacerse copias de sí misma, creando gradualmente un pequeño bulto de células cancerosas idénticas, llamado tumor o un cáncer in situ (un cáncer que permanece en su lugar). En esta etapa, solo es peligroso si se desarrollan las otras mutaciones que lo convierten en maligno (malo). De lo contrario, podría permanecer como cáncer in situ para siempre. Si adquiere más mutaciones, puede alcanzar el estado de cáncer: dividiéndose sin control, no respondiendo a señales externas, obteniendo su propio suministro de sangre e incluso dejando su ubicación y produciendo tumores en otras partes del cuerpo.

Una comparación de estos rasgos de cáncer y células normales se muestra en la tabla a continuación.

Células normales	Células cancerosas
Número limitado de divisiones	División celular ilimitada celulares
Crecimiento controlado	Crecimiento descontrolado
Socialmente bien portado (interacciones normales con otras células)	Egoísta. No responden a señales de otras células tienen vasos sanguíneos que crecen de ellas
No tienen telomerasa	Producen telomerasa (enzima que mantiene el telómero)
Necesitan nutrientes en la sangre para crecer	Crecen con menos nutrientes
Exhiben inhibición de contacto (el crecimiento se reduce cuando son	No tienen inhibición de contacto

empujadas por las células adyacentes)	
Cariotipo normal (número y forma normal de los cromosomas)	Poliploidia y/o aneuploidía (muchos o pocos cromosomas, y formas inusuales)
	Causan cáncer cuando se les son inyectadas a ratones

Una vez que se adquieren estas propiedades, hay un tumor y es capaz de propagarse (metástasis) a otras regiones del cuerpo. El tumor puede crecer rápidamente y hará que los nuevos vasos sanguíneos crezcan y lo alimenten.

Cómo se terminan los cánceres

Mientras un cáncer tenga un suministro de sangre, puede seguir creciendo. Esta necesidad de sangre condujo a una terapia contra el cáncer con un medicamento que bloquea el crecimiento de nuevos vasos sanguíneos. El medicamento contra el cáncer Avastin funciona de esta manera, y fue el primer medicamento contra el cáncer que detuvo el suministro de sangre en vez de matar células que se dividían. Esto mata al tumor de hambre, destruyendo las células que se dividen rápidamente, y encogiendo el tumor. Sin embargo, este no es un medicamento milagroso, ya que cada cáncer puede ser resistente a un conjunto de medicamentos y ser sensible a otro. Otras formas de reducir el tamaño del tumor incluyen cirugía, donde se pueden eliminar las masas más grandes y la radiación, que actúa mutando el cáncer el cual de esta forma muere.

Que hemos aprendido

Hemos aprendido que los cánceres generalmente se presentan lentamente, tomando muchos años para que una célula normal se vuelva cancerosa. Aprendimos que se requiere al menos cinco mutaciones en una célula para que se vuelva cancerosa. Además, investigaciones han demostrado que las mutaciones son más probables cuando las células son estresadas. Este estrés puede provenir de un irritante (como fumar, lo que irrita los pulmones, haciendo mutar las células irritadas). Si esas mutaciones continúan, lo cual es muy probable si hay irritación continua, entonces las células mutantes pueden crecer más rápidamente. Con más tiempo, estas pueden volverse cancerosas.

Afortunadamente, el sistema inmune de nuestro cuerpo normalmente detecta las mutaciones a tiempo y las destruye, por eso, siempre estamos desarrollando células (precancerosas) pre- cancerosas, pero la gran mayoría de ellas son eliminadas a tiempo. Este proceso es posible, gracias a todo lo que fortalece al sistema inmune, así como: tener una dieta saludable, hacer ejercicio regularmente, dormir y no fumar.

Cómo disminuir el riesgo de desarrollar cáncer

En general, debemos reducir la exposición a irritantes para reducir las mutaciones y en segundo lugar, eliminar las mutaciones lo más rápido posible.

Este último punto es clave. Si una célula se muta y es precancerosa o cancerosa, puede llevar meses o años para que se convierta en un tumor lo suficientemente grande como para causar dolor. De hecho, la mayoría de los cánceres no causan dolor, pero se detectan porque hacen algo, tal vez empujan o bloquean un órgano o acción normal en otra parte del cuerpo. Pero esto lleva tiempo para que suceda. Incluso si las células se están dividiendo rápidamente, tomará docenas de divisiones celulares antes de que haya un tumor del tamaño de la punta de un lápiz, pero entonces sólo una docena más de divisiones lo harán del tamaño de una aceituna, y otra docena podría hacerlo que crezca tan grande como un puño. Así que detectarlos temprano es muy importante. Dado que es difícil detectar un cáncer en estas primeras etapas, tenemos que preparar y confiar en nuestro cuerpo para que los atrape y destruya. Una vez que un cáncer es lo suficientemente grande como para ser detectado, generalmente está causando otros problemas.

Veamos qué podemos hacer.

Todo lo que hacemos que ayude a nuestro cuerpo a prevenir la aparición de un cáncer o eliminar un cáncer nuevo, mejora nuestras posibilidades de vivir una vida larga y saludable, esto implica una dieta saludable y ejercicio; estos dos hábitos hacen una gran diferencia, pudiendo reducir nuestro riesgo a una cuarta parte. Las únicas otras cosas que nos pueden ayudar a disminuir el riesgo son reducir drásticamente la exposición a los carcinógenos y nacer con los genes correctos. Si bien podemos controlar la exposición hasta cierto punto, no podemos controlar los genes. Pero si podemos controlar nuestra dieta y ejercicio. Y al hacerlo, no solo nos hacemos cargo de nuestra propia salud, sino que también tenemos la posibilidad de tener calidad de vida gracias a la salud.

Finalmente, nos guste o no, esto es un azar: si ocurre que desarrollemos un cáncer simplemente significa que no se ganó en esas probabilidades, como a muchos les pasa. Se pueden reducir esas probabilidades, pero no se puede garantizar el no desarrollar cáncer. Si padece esta condición y ha estado siguiendo todos estos consejos, es probable que tenga un mejor chance de pertenecer al grupo de personas sobrevivientes de cáncer.

Accione Que Promueven La Salud

Hay muchas cosas que hacemos cada día que afectan nuestra salud a largo plazo. De hecho, el efecto más grande sobre nuestra salud proviene de nuestros hábitos diarios. Estos patrones incluyen lo que elegimos para comer, la actividad física y estilo de vida. Lo que más influye en nuestra salud son estas elecciones cotidianas, y no las celebraciones ocasionales o las fiestas, estos hábitos diarios es lo que más repercute en nuestra salud.

Otra cosa que afecta nuestra salud es hacerse chequeos médicos regulares, incluyendo estudios para saber si tenemos cáncer y enfermedades del corazón. La razón es que las probabilidades de supervivencia de cualquier condición médica son mucho más altas cuando una enfermedad es descubierta a tiempo. Otros aspectos de la vida, como la exposición a toxinas en nuestro entorno (hogar y trabajo) o los genes que hemos heredado también juegan un papel muy importante y nos ofrecen información para tener en cuenta todo de lo que debemos hacer para reducir el riesgo de desarrollar enfermedades graves. Estos últimos puntos, son cosas que a menudo aprendemos después de que solo podemos hacer muy poco por nuestra salud, por lo que, si bien es aconsejable no vivir en áreas contaminadas porque nos

hace daño, es común darnos cuenta de este tipo de información después de haber vivido allí, así que esto nos recuerda a estar siempre atentos. En cuanto a los genes, si muchos de nuestros familiares directos tienen alguna condición médica, entonces es más probable que podamos heredarla también, y esto nos permite poder modificar nuestros hábitos alimenticios y actividad física para ayudar a reducir nuestro riesgo.

Con respecto a los primeros tres puntos, los capítulos sobre alimentos y actividad física siguen después de este capítulo. Y la información sobre el estilo de vida se analizará en este capítulo. El mayor de los efectos de nuestro estilo de vida en nuestra salud está en fumar. Sabemos por innumerables estudios que los alimentos que comemos, el nivel de la actividad física en la que nos involucramos y si somos o no fumadores tiene un gran efecto en nuestra salud física, en el riesgo de contraer muchas enfermedades y en la productividad de nuestra vida.

Fumar

Fumar es peligroso para nuestra salud porque aumenta el riesgo de cáncer, enfermedades cardíacas, y enfermedades pulmonares. El humo en sí mismo es peligroso debido a las pequeñas partículas que contiene (y sí, cualquier tipo de humo es peligroso), pero fumar es peligroso debido a los químicos en el tabaco (lo que hace que fumar cigarrillos y vapear sea especialmente peligroso). Todo el humo es dañino para nosotros, reduciendo la capacidad pulmonar y causando inflamación en los pulmones que puede conducir al cáncer u otras enfermedades pulmonares.

La razón por la que se recomienda no fumar es por estos riesgos para la salud, pero también porque fumar es adictivo. Una vez que alguien adquiere el hábito de fumar, la naturaleza adictiva del cigarro hace que sea muy difícil dejar de fumar. Por esta razón, es mejor no fumar nunca. Si usted fuma, es importante comenzar a tomar medidas para reducir este hábito tan dañino, con el objetivo de dejarlo definitivamente.

La clave es hacer de cada día un objetivo: reducir el hábito, así sea un poco hoy. Y luego hacerlo de nuevo mañana, porque cada día tenemos una nueva oportunidad, y nueva oportunidad es una buena oportunidad de conseguir el éxito. Tenga esto en cuenta y empiece a hacer el esfuerzo hoy.

Alcohol

El alcohol tiene efectos positivos y negativos en nosotros, los positivos sólo en cantidades limitadas. Hay varias cosas que sabemos sobre el alcohol. Tiene muchas calorías (las calorías son una medida de energía alimenticia) pero son "calorías vacías" (lo que significa que no hay valor nutricional). También sabemos que el alcohol es tóxico para el cerebro de un feto en desarrollo o un niño pequeño, por lo que las mujeres embarazadas deben tratar de no ingerir alcohol y los niños pequeños tampoco deben recibir alcohol.

También sabemos que algunos vinos pueden ser cardioprotectores cuando se usan con moderación (moderación es aproximadamente una copa de vino al día para una persona de tamaño promedio). Este efecto, está en los vinos tintos, aunque también hay información de que esto puede no ser muy bueno para mujeres en edad fértil.

El vino tiene las mismas calorías que cualquier otro alcohol, pero los nutrientes en las uvas pueden beneficiar al corazón. Sin embargo, las calorías adicionales hacen que nuestro cuerpo crezca (es por eso, que se usa el término "panza cervecera". Cuando nuestro cuerpo tiene demasiada energía de crecimiento, corremos el riesgo de dos cosas: aumentar de peso que pone estrés en nuestro corazón y puede llevarnos a padecer de diabetes tipo II, y a un aumento del riesgo de contraer cáncer. Entonces, si bien una copa de vino tinto puede tener un pequeño beneficio, en realidad es más perjudicial para nuestra salud.

Otra preocupación con respecto al alcohol es que el alcohol es tóxico para nuestro cuerpo. Nuestro hígado está encargado de desintoxicarnos y procesa las sustancias químicas que entran a nuestro cuerpo como el alcohol. Este elimina las toxinas, pero el hígado mismo puede dañarse por la exposición a estas toxinas. Además, la velocidad del hígado en la desintoxicación del alcohol varía de persona a persona. Algunas personas tienen muy activa la deshidrogenasa alcohólica (la enzima que procesa el alcohol) y otros la tienen menos activa. Si siente el efecto del alcohol rápidamente, tiene niveles bajos, lo que significa que el alcohol permanece en su cuerpo por más tiempo y tiene un efecto que impide el procesamiento de pensamientos y un efecto muy dañino en sus órganos. Una regla simple para saber cómo nos afecta el alcohol es, hacer que alguien observe nuestra habilidad para movernos con precisión, cuando estamos bajo el efecto del alcohol. Si la persona se pone torpe, definitivamente ha consumido más alcohol de lo aconsejable. Si esto dura un buen tiempo (más de una hora), entonces sus órganos son afectados por esta cantidad de alcohol ingerida.

En general, cuando decidimos tomar, todas las bebidas alcohólicas deben ser consumidas con moderación, con una o quizá dos bebidas por día y sin exageraciones. El consumo de grandes cantidades de alcohol en una sola ocasión es peligroso. Esto hace que el cuerpo se esfuerce demasiado y nos expone al riesgo de desarrollar muchos tipos de cáncer.

Drogas

Las drogas también tienen muchos efectos en nuestro cuerpo. Si las drogas son medicinales o psicotrópicas, todas van a cambiar nuestra función corporal normal, lo cual siempre nos pone en riesgo. Nuevamente, en este caso el sentido de moderación se puede aprovechar al máximo. Si es un medicamento para tratar una condición médica, hay que utilizarlo según lo prescrito y no más.

Si no se usa puede hacer daño, pero el uso excesivo puede causar otros efectos, por lo que seguir la recomendación del médico siempre será lo mejor. Si es una droga que afecta el cerebro y se desea usar para mejorar el estado de ánimo, es aconsejable hacerlo bajo supervisión médica y ser muy cauteloso al usar la cantidad más pequeña que funciona para cada persona. Esto es especialmente cierto para las los opioides, por dos razones críticas. Primero, los opioides son muy adictivos, y es muy difícil dejarlos una vez que comienza la adición. La adicción a opioides puede comenzar en muy poco tiempo después de que se empiezan a tomar estos medicamentos, por lo que, si están prescritos para el dolor, no deben ser por consumidos por más de una semana o diez días. Por supuesto el tratamiento para el dolor es extremadamente difícil, y esto solo debe hacerse bajo la supervisión de un médico. En la medida de lo posible, lo más recomendable es tratar de evitar el uso de opioides y si su uso es necesario, lo mejor es limitar el uso a una semana como máximo. La segunda precaución con respecto a los opioides es que tienen más de un efecto. El primer efecto es la analgesia (alivio de dolor) que permite que alguien se sienta bien. Pero el segundo efecto es que limitan la respiración. Con niveles más altos de opioides, no sólo nos sentimos bien, sino que nuestra respiración disminuye y puede detenerse. El peligro más extremo es que una persona adicta a las drogas opioides haya tomado una dosis de la droga tan alta que no solo las eleve a un nivel alterado de conciencia, sino que disminuya su respiración. Si esto sucede, es urgente obtener atención médica inmediata. Hay un medicamento para tratar este problema llamado Naloxona (marca Narcan) que puede usarse para detener la acción de los opioides y permitir que la respiración se reinicie. Esto debe ser suministrado a la persona antes de que se asfixie.

De esta forma, con las drogas, como con el alcohol, la moderación es clave, usar la menor cantidad posible y ser particularmente cauteloso con las drogas que son adictivas.

Con medicamentos recetados para infecciones o virosis, lo más recomendable es adherirse estrictamente a las recomendaciones médicas.

Azúcar

Tenemos una gran cantidad de azúcar refinada disponible en nuestro día a día. Sabemos que el azúcar es un carbohidrato, y está presente en la mayoría de los alimentos hasta cierto punto. En la mayoría de los alimentos naturales, tenemos carbohidratos complejos, en lugar de azúcar simple, y nuestro sistema digestivo tarda más tiempo en procesar los carbohidratos complejo para que nuestras células puedan usarlo. Este tiempo de digestión nos da una gran ventaja, ya que los carbohidratos complejos nos dan una liberación lenta de azúcar en nuestro cuerpo, para así proporcionarnos energía durante horas, en lugar de la explosión de energía inmediata de la azúcar refinada, que se desvanece rápidamente.

Muchas frutas tienen azúcar en su forma más simple, pero el azúcar se mezcla con otros compuestos para crear el sabor de la fruta y dar a nuestro cuerpo nutrientes que nos ayudan. Con todo el azúcar refinado que se les añade en los alimentos de hoy en día, estamos comiendo sin darnos cuenta mucho más azúcar que nuestros antepasados. El azúcar se agrega hoy en día a muchos alimentos y bebidas, y hasta tal punto que se estima que estamos consumiendo más de diez veces el azúcar, que la sociedad consumía hace varias décadas. El consumo de azúcar per cápita en los EE. UU ha pasado de menos de 5 kg por año hace 200 años a 50 kg por año en la actualidad, y China también está viendo un gran aumento cada año en el consumo de azúcar.

Muchos estudios han indicado que este exceso de azúcar está dañando nuestros cuerpos. Primero, todo el azúcar necesita ser digerido y almacenado en nuestro cuerpo. Uno de los grandes problemas es que, al comer azúcar refinada, nosotros estamos consumiendo muchas más calorías de las que necesitamos por día, por lo que las almacenamos como grasa (tejido adiposo). Los cambios en los niveles de azúcar en la sangre ejercen mucha más presión sobre nuestros riñones para poder filtrar todo esto, mientras que el aumento en el peso corporal y la grasa extra hacen que nuestro corazón trabaje más duro, elevando nuestra presión arterial. Al aumentar los niveles de azúcar en la sangre y el peso corporal, también aumenta nuestro riesgo de desarrollar diabetes tipo II. El aumento de azúcar en la sangre y en grasa también aumenta nuestro riesgo de desarrollar cáncer, porque el azúcar proporciona más energía para el crecimiento temprano y rápido de las células cancerosas, y la grasa envía señales a las células, incluyendo células cancerosas, para que absorban más azúcar y aumentan en número. Por estas razones, al reducir el consumo de azúcar refinada, ya sea en alimentos preparados (enlatados y congelados), bebidas, postres o, de cualquier forma, es un paso importante para mejorar nuestra salud a largo plazo.

Exámenes médicos y genética

Mantenerse al día con los exámenes médicos regulares es importante para la buena salud. En cada visita a un profesional de la salud, es muy beneficioso estar preparado para hacer preguntas. Por ejemplo, si se ha observado un cambio en un lunar en la piel, un cambio repentino en el peso, o se encuentra sin aliento con frecuencia, pregunte al médico a qué se deben estos cambios, qué debe hacer y si necesita atención urgente. Comprender cómo funciona el cuerpo ayuda enormemente, ya que cada quién es el único que conoce bien su cuerpo. Por esta razón, es importante tener en cuenta cualquier cambio y cualquier síntoma que pueda indicar la necesidad de un chequeo.

Incluidos en los exámenes médicos regulares está también la necesidad de exámenes dentales regulares. Ahora sabemos que las bacterias en nuestros dientes y encías aumenta nuestro riesgo de enfermedades del corazón. Esto significa que el cepillado diario, el uso del hilo dental diariamente y los exámenes dentales regulares, reducen nuestro riesgo de enfermedad cardíaca.

Conocer la historia médica de la familia, también ayuda a conocer las posibles condiciones para las que se puede estar a riesgo de desarrollar. Si bien podemos evaluar los genes que otorgan algunos riesgos, la forma más fácil de entender todas las condiciones de las que se puede estar a riesgo es conversar con familiares y saber todas las condiciones médicas que cualquiera de nuestros familiares directos padece o ha padecido. Si varias personas de nuestra familia tienen una condición particular, es probable que tengamos riesgo a de padecer la misma condición. Y como la mayoría de las condiciones se deben tanto a la genética como a lo que hacemos, cuando uno sepa que está en riesgo, podrá tomar las precauciones necesarias para reducir las probabilidades de contraer esta condición. Por ejemplo, si un tercio de sus familiares tiene diabetes tipo II, entonces sería ideal para usted hacer ejercicio regularmente y tener una dieta saludable para mantener su peso corporal en el rango normal, también evitar los refrigerios hechos con alimentos ricos en grasas o carbohidratos. Sabemos que esas personas que tienen riesgo de padecer diabetes tipo II tienen menos posibilidades de desarrollarla si tienen un peso corporal normal, hacen mucho ejercicio y tienen una dieta saludable y moderada. Conocer la historia médica familiar puede reducir las probabilidades de desarrollar diabetes.

Actividad Física

Estar activo aumenta las posibilidades de evitar el cáncer o las enfermedades cardíacas. Cuando estamos activos, los seres humanos usamos muchos de los nutrientes que hay en la sangre para generar energía para poder usar los músculos, de modo que algunos de estos nutrientes no formen placa en las arterias o se almacenan en el tejido adiposo. Al utilizarlos, disminuimos las señales de crecimiento dadas por las células grasas, lo que significa que las células cancerosas no son estimuladas, y también hacemos que nuestro corazón no se sobrecargue. Al mejorar el flujo sanguíneo mejora su eficiencia también, y así los músculos obtienen los nutrientes que necesitan más fácilmente.

Esto quiere decir que, al estar activo hay menos probabilidades de contraer enfermedades cardíacas o cáncer. De hecho, el riesgo de desarrollar cáncer se reduce casi a la mitad al estar activo. Pocas cosas en la vida tienen tan buena recuperación de la inversión. Así es cómo se puede aumentar las probabilidades de ganar en la lucha contra el cáncer y las enfermedades del corazón: manténgase activo.

Las preguntas más importantes sobre este tema siempre parecen estar relacionadas con que cantidad de actividad, qué tipos de actividad y cuán extenuante debe ser esta actividad. Primero las buenas noticias: la actividad puede ser cualquier tipo de movimiento, incluyendo caminar, debe ser de un mínimo de treinta a cuarenta minutos al día e idealmente sesenta minutos al día. Esto significa que, si caminamos dos veces al día durante veinte minutos cada vez, esta actividad nos ayuda. Un poco más, siempre ayuda, pero lo que sin duda nos va a ayudar son esos primeros treinta a cuarenta minutos de ejercicio moderado cada día. El ejercicio no necesita ser extenuante. Una buena caminata es suficiente. Actividades diarias normales como lavar, limpiar, jardinería, también se suman a un estilo de vida más activo. Hacer que el ejercicio sea parte normal de nuestra vida hace una gran diferencia. Es importante simplemente levantarse y moverse. Idealmente, el movimiento debe estar al nivel de una caminata rápida (o más), pero el movimiento es la parte clave. Si se hace parte de la rutina diaria, es mucho mejor que intentar acordarse de hacerlo de vez en cuando, porque la regularidad es importante.

Si se pregunta cuánto más nos ayuda, es bueno saber que mientras la primera media hora nos va a ayudar sustancialmente, un poco más de tiempo o un poco más de ejercicio vigoroso también ayuda. Hacer treinta minutos de ejercicio vigoroso (correr, nadar, etc.) seria excelente, ya que todos los ejercicios que mejoran el sistema cardiovascular también aumentan las probabilidades de estar libre de enfermedades. Lo importante es mantenerse constante en tener actividad física diariamente. Si usted es de las personas que normalmente tiene entrenamientos vigorosos y no puede hacer esto durante un período de tiempo, considere caminar para por lo menos mantener el nivel de actividad regular. Esto le ayudará a mantener la rutina y podrá continuar haciendo que su salud se beneficie de este tipo de actividad.

Para aquellos que les cuesta encontrar treinta minutos al día para caminar, hay varias soluciones fáciles. Algunas personas caminan por unos minutos después del almuerzo esto se puede hacer dentro de un edificio o en el estacionamiento. Otros usan sus pequeños descansos para merendar o tomar un café, otros como tiempo para caminar un poco (diez minutos) y luego dejan un tiempo para caminar diez minutos extra después del trabajo. Otros pueden estacionarse más lejos del trabajo o se bajan una salida antes de la parada del metro o del autobús para poder caminar un poco más, mientras que otros van a trabajar más temprano para tomar un descanso e ir a nadar si hay una piscina abierta cerca del trabajo. Cada uno de nosotros puede encontrar un tipo de actividad que sea de nuestro agrado. A veces es más fácil hacerlo con un amigo o practicar un deporte que disfrute (un juego de fútbol en la tarde, ir a nadar o a correr). Una excelente fuente de ideas es hablar sobre esto con gente que conocemos, ya que se puede encontrar un compañero/a para realizar estas actividades o alguien que nos pueda animar.

Dado que cualquier ejercicio realizado regularmente reducirá el riesgo de padecer enfermedades, es muy importante comenzar. Intentar ¡cualquier cosa! Si no nos motiva hacerlo regularmente, es necesario probar con otras cosas. Es bueno practicar hacer cosas diferentes al hacer el ejercicio, ya que la variedad puede motivarnos a seguir adelante y puede ayudarnos a encontrar lo que más nos gusta.

Hay que tener en cuenta que el tipo de actividad puede cambiar a medida que cambian nuestros intereses y también nuestra edad. Cada uno de nosotros disfrutamos de ciertas actividades y es muy probable que realizar esas actividades regularmente nos ayude.

¿Por qué la actividad física nos ayuda tanto a prevenir y combatir el cáncer y las enfermedades del corazón? Ciertamente el reducir la posibilidad de desarrollar cáncer a la mitad hace una gran diferencia. De lo que se está aprendiendo sobre el cáncer, estamos descubriendo que los precánceres, o células similares al cáncer, se desarrollan con bastante frecuencia, pero nuestro propio sistema inmune las detiene, y el ejercicio físico ayuda al sistema inmune. La actividad física reduce nuestros niveles de estrés, mejora el sistema cardiovascular y condición mental. Todo esto marca la diferencia en el desempeño de nuestro sistema inmunológico. Cuando estamos estresados, nuestro sistema inmunológico está suprimido. Por el contrario, cuando estamos contentos y felices, nuestro sistema inmune funciona bien. Cuando mantenemos al corazón y vasos sanguíneos funcionando sin problemas, entonces todos los sistemas del cuerpo son más eficientes, y esto ayuda a nuestro sistema inmunológico a trabajar mejor.

Entonces, todo tipo de actividad física ayuda a nuestro sistema inmunológico y esto reduce sustancialmente nuestras posibilidades de desarrollar un cáncer o enfermedad cardíaca.

Comida

Así como el ejercicio regular hace una gran diferencia en nuestra salud, también lo hace la buena comida. Una dieta saludable reduce nuestra posibilidad de contraer cáncer a la mitad, y disminuye sustancialmente nuestro riesgo de padecer de enfermedades cardiovasculares. Esto es un poco más confuso que la regla de actividad física para tener una mejor salud, ya que lo que hace una dieta saludable puede cambiar individualmente a medida que aprendemos más sobre el efecto de diferentes alimentos en nuestro cuerpo.

¿Así que, por dónde empezamos? Comer sano significa muchas cosas. Comencemos con el concepto general. Nuestra dieta es lo que comemos e incluye todos los alimentos que comemos. Esto incluye una variedad de cosas, todas son importantes porque van a tener un impacto en nosotros. Parte de todo esto es que alimentos se comen, cuánto comemos y con qué frecuencia comemos. Algunos aspectos involucran nuestro horario de comidas: sí comemos mucho a la vez, nos morimos de hambre regularmente, comemos tres comidas al día, etc. Otros aspectos incluyen el equilibrio en la dieta en sí: ¿Comemos frutas y verduras todos los días o con poca frecuencia, qué tipos de proteínas, carbohidratos o grasas hay su dieta? ¿Come usted una gran cantidad de ingredientes artificiales, alimentos procesados, o alimentos cultivados localmente?

El desafío es que el concepto de una dieta saludable siempre cambia a medida que aprendemos más. Una de las reglas de oro es todo con moderación. Cuando te enteras de que el chocolate negro tiene antioxidantes que son buenos, significa que el chocolate negro con moderación es bueno en una dieta saludable. Esta moderación puede significar 25 gramos (1 oz.) en un día, pero también incluye ser consciente de que este mismo chocolate puede tener grasas y azúcares adicionales que afectan la cantidad que se debe comer. Así que, mientras que una onza o dos de chocolate pueden estar bien, una libra (medio kilo) en un día no está bien. De la misma manera, mientras que una copa de vino tinto puede ser algo bueno en nuestra dieta diaria, una botella de vino no lo es. Entonces, la moderación es importante. Cada alimento que tiene compuestos que son buenos para nosotros también puede tener algunos que son malos en grandes cantidades (como los azúcares y grasas en el chocolate o el alcohol en el vino). Pero esto también, hace que el trabajo de elegir alimentos sea más difícil (o más divertido).

¿Cómo obtenemos algún tipo de ayuda con esto? Hay muchos sitios web que brindan consejos nutricionales, y los que son de instituciones de investigación médica establecidas son más cuidadosos y precisos. Hay muchos recursos buenos para aprender sobre nutrición. Por ejemplo, los Institutos Nacionales de Salud mantienen una página amplia de información (www.nih.gov), al igual que la Clínica Mayo (www.mayoclinic.com), la Sociedad Estadounidense del Cáncer (www.cancer.org) y el American Heart Association (www.heart.org). Hay muchas otras organizaciones con páginas web muy reputables, pero estos cuatro tienen mucha información actual que nos puede ser de mucha ayuda. Una buena forma de medir la información que obtenemos es comparándola con lo que está en la página web de NIH, ya que NIH es la agencia gubernamental que gestiona la investigación médica en los Estados Unidos y presenta esta información para el público.

Para entender lo que deberíamos comer, pensemos en el propósito de la comida. ¡La comida tiene muchos propósitos! La comida, por supuesto, nos proporciona los materiales y la energía que necesitamos para cada día. Los materiales incluyen proteínas, minerales y vitaminas. La energía suele provenir en la forma de carbohidratos (como arroz, maíz, pasta o pan) o grasas (típicamente provenientes de carnes o aceites). Otro propósito de la comida es la satisfacción emocional, como compartir comida cuando estamos con nuestros seres queridos o comer ciertos alimentos para sentirnos mejor.

Con respecto a la comida, estamos en tiempos muy diferentes al de nuestros bisabuelos. Hace un siglo o un poco más de tiempo, la mayoría de las personas tenían que trabajar físicamente cada día en su trabajo y caminar para poder llegar a cada lugar, por lo que sus cuerpos utilizaban más energía de la que nosotros usamos hoy en día. Al mismo tiempo, tenemos fácil acceso a todo tipo de alimentos. En cada caso (nosotros y nuestros antepasados), nuestros cuerpos están diseñados para almacenar exceso de energía para usarla más tarde, pero hoy raramente necesitamos esta energía almacenada, ya que casi siempre podemos encontrar comida a nuestro alcance cuando tenemos hambre. Esto significa que la energía almacenada en nuestros cuerpos es convertida en grasa corporal, que es una excelente manera de almacenar energía durante días o semanas, pero es perjudicial cuando nunca se usa. Como nosotros somos mucho menos activos que nuestros antepasados, no necesitamos usar esta grasa en una semana normal, por lo que se queda en nuestro cuerpo y causa enfermedades cardíacas, diabetes tipo II, y aumenta nuestro riesgo de padecer de cáncer.

Para mantener nuestra energía en equilibrio, hay que comer solo la cantidad que necesitamos, la mayoría de nosotros necesita comer menos y hacer más ejercicio. Hacer una cosa sin la otra no va a funcionar por mucho tiempo, pero hacer las dos cosas juntas funciona muy bien, y ayuda a equilibrar nuestro cuerpo.

¿Por qué muchos de nosotros tenemos dificultades para mantener un peso constante? Hay muchas razones. Nosotros a menudo tenemos estrés en nuestras vidas o en el trabajo, lo que nos hace buscar alimentos reconfortantes. Otra razón es que nuestro metabolismo se pone más lento a medida que envejecemos, por lo que una persona de cuarenta o cincuenta años necesita menos comida que la misma persona a los veinte años. Otras razones pueden ser, menos tiempo para hacer ejercicio o comer bocadillos sin pensar.

Debido a que nuestro cuerpo está optimizado para almacenar energía y nuestro paladar disfruta el sabor de la grasa y el azúcar, tenemos que tener cuidado y vigilar lo que comemos para no perder el equilibrio. Para hacer esto más difícil todavía, estamos rodeados de tantas golosinas sabrosas todo el tiempo y el estrés nos lleva a comer para mantenernos alerta, para ser bien educados para estar calmados.

Como hemos dicho, una forma de ayudarnos con esto y reducir el estrés es haciendo ejercicio. Esto nos ayuda de muchas maneras: nos da la actividad física que nuestro cuerpo necesita para tener salud, nos ayuda a disminuir nuestros niveles de estrés, usar parte de la energía que hemos almacenado y se nos hace más difícil comer alimentos grasos después de hacer ejercicio. En el capítulo anterior aprendimos que la actividad física mejora nuestras probabilidades de no contraer cáncer y ahora vemos que puede ayudarnos a mantener una dieta saludable.

Entonces, parte de nuestro papel en la dieta es ser conscientes de lo que estamos comiendo. Intentar reducir o eliminar refrigerios tarde en la noche y no comer entre comidas, ya que estos hábitos aumentan la posibilidad de contraer diabetes tipo II, debido a que esto permite que nuestro cuerpo se adapte a la insulina, como lo explicamos en el capítulo sobre diabetes.

Cómo revisar su dieta

Para poder hacer cambios en lo que comemos y mantener esta dieta es necesario preparar alimentos saludables. Comidas que uno disfrute. El aspecto clave es encontrar los alimentos que a uno le gusten, porque siempre vamos a seguir comiendo los alimentos que disfrutamos. Una buena manera de disfrutar los alimentos que deberíamos comer es hacer las comidas que nos gustaban en nuestra infancia, pero haciendo pequeños cambios en ellas para reducir las grasas, las carnes y aumentar las verduras. Otra idea es probar recetas, especialmente las que usan ingredientes que están en abundancia (cuando las granjas locales tienen mucho de algo, entonces es probable que sea fresco y sabroso). Modificar recetas familiares y tomar otras nuevas en las que nos gusten los alimentos son buenas formas de ajustar su dieta general para hacer comidas más saludables para usted y su familia.

A través de lo que hemos aprendido, desarrolle comidas que le gusten y que se conviertan en los alimentos familiares para usted. Si tiene hijos, enséñeles a que participen en el proceso de hacer las comidas, esto le va a ayudar a mantenerlos interesados en los alimentos y le da la oportunidad de enseñarles al mismo tiempo. Al ver su deseo de que su familia coma de manera saludable puede ser parte de cómo entienden la importancia de tener una buena dieta.

Cómo decidir sobre tu dieta

A pesar de tener más que suficientes proteínas, grasas y carbohidratos en nuestra comida, muchos de nosotros no consumimos suficientes vitaminas y minerales. Elegir hacer comidas que incluyan muchas verduras y frutas, especialmente si son locales y no procesadas, es una buena forma de obtener las vitaminas, minerales y otros compuestos vegetales que nos mantienen saludables. Por ejemplo, sabemos que los antioxidantes generalmente son buenos para nosotros, y podemos obtenerlos en alimentos o en píldoras. Pero las píldoras incluyen solo algunos antioxidantes (quizás vitaminas C y E) y no tienen la diversidad de antioxidantes que se encuentran en la naturaleza. Simplemente comer una variedad de frutas en un día nos da mucho más que solo unas pocas vitaminas, esto significa que obtenemos una amplia variedad de vitaminas y minerales cuando consumimos alimentos naturales. Estudios han demostrado que consumir estas vitaminas y minerales a través de los alimentos, es más beneficioso para el cuerpo que a través de pastillas o píldoras.

Cómo decidir sobre su dieta - Grasas

Hay muchas cosas a considerar al elegir su dieta general. Si bien hay muchas quejas sobre una dieta u otra, la mejor dieta es la que podemos mantener a largo plazo. Y la dieta que podemos mantener es aquella donde nos gusta el sabor de los alimentos y cómo nos sentimos físicamente cuando tenemos un tiempo comiendo de esta forma. Muchas personas disfrutan de una dieta mediterránea, dieta de pescado o dieta vegana, y cada una de estas puede funcionar bien para usted. Algo común en cada una de estas es una menor cantidad de carnes rojas, grasas animales y una mayor cantidad de nutrientes que vengan de vegetales, aceites vegetales y / o de pescado. Sabemos que esto es bueno para nosotros: comer menos grasas animales y aumentar las grasas vegetales y de pescado (aceites). Las grasas animales son peligrosas para nuestros vasos sanguíneos y para nuestra salud en general, mientras que las grasas de pescado y las grasas vegetales son mejores para nuestra salud. Incluso en estas hay excepciones, los aceites vegetales hidrogenados no son buenos para nosotros, así que utilizar aceites vegetales que sean monoinsaturados o poliinsaturados (las grasas saturadas que provienen de animales y algunas plantas son más que un problema para nuestros cuerpos). Las grasas saturadas aumentan nuestra baja densidad corporal lipoproteínas (LDL) mientras que los aceites monoinsaturados y poliinsaturados aumentan nuestras lipoproteínas de alta densidad (HDL). Es este equilibrio de LDL / HDL en nuestro cuerpo lo que se relaciona con la salud el corazón, con un LDL más bajo y un HDL más alto siendo lo mejor. Además, las grasas saturadas nos dan un mayor riesgo de contraer cáncer, ya que la inflamación que estos causan ayuda a que se empiece a desarrollar el cáncer.

Cómo decidir sobre su dieta - Calorías

La cantidad total de calorías (energía) que comemos es importante. Manteniendo nuestro peso en un rango normal y relativamente constante, se reduce el riesgo de padecer de diabetes y cáncer. Cómo usamos menos energía a medida que envejecemos, generalmente necesitamos disminuir la cantidad que comemos a lo largo de los años. Un buen truco es hacer una pausa mientras se come. Recuerde que le toma un tiempo (unos veinte minutos) al cerebro para registrar y saber que uno ya ha comido. Es por eso, que no nos sentimos llenos sino hasta después de comer. Tomándonos nuestro tiempo con las comidas, o simplemente parando, son formas de mantener el equilibrio.

Cómo decidir sobre su dieta- Productos químicos

Regularmente escuchamos sobre los peligros de los pesticidas y algunos fertilizantes en nuestros alimentos. La razón por la que son peligrosos es que muchos de estos químicos son mutágenos o estimulantes metabólicos. Los mutágenos aumentan el riesgo de desarrollar cáncer. Los estimulantes aumentan el crecimiento de nuestras células, lo que puede aumentar nuestro riesgo de contraer muchas enfermedades. Es mejor lavar frutas y vegetales y tratar de comer alimentos que no tengan productos químicos utilizados en su producción.

Si usa alimentos locales cultivados orgánicamente en temporada, se disminuye la exposición a estos químicos y también, se consumen alimentos que no han perdido nutrientes durante su transportación. Los alimentos locales y orgánicos tienen más nutrientes y menos toxinas.

Otros productos químicos entran en algunos alimentos en el proceso de preparación. Algunos productos químicos se añaden para el gusto (sabor ahumado o potenciadores de sabor), algunos para mantener los alimentos más frescos (preservadores) y otros para la apariencia de los alimentos (colores y productos químicos que crean texturas). Si puede, trate de minimizar estos. Si bien cada uno de estos químicos se prueban por seguridad antes de usarse, hay tantos en nuestra dieta que no hay forma de saber si la combinación de todos nos perjudica. Además, nuestros cuerpos no tienen forma de procesar la mayoría de estos productos químicos, por lo que nuestro hígado necesita desintoxicarnos y eliminarlos para evitar daños a nuestras células. Al reducir estos químicos, hay menos estrés en el hígado y los riñones.

Cómo decidir sobre su dieta - Frutas y verduras frescas

Las frutas y verduras frescas tienen muchos nutrientes que son buenos para nosotros. Estos incluyen minerales, vitaminas y fibra que vienen en estos alimentos. Estos también incluyen muchos antioxidantes y fitonutrientes (nutrientes de las plantas), algunos de los cuales se describen en el próximo capítulo. Tener una amplia variedad de estos en su dieta diaria, es muy beneficioso para nuestra salud general. Cuando los comemos, es siempre mejor comerlos de una manera menos procesada. Entonces, por ejemplo, los palitos de zanahoria son mejores para nosotros que el pastel de zanahoria, y comerse una naranja es mejor que el jugo de naranja de un cartón. Sobre todo, trate de encontrar una dieta que disfrute. Puede llevar un tiempo desarrollarla y acostumbrarse, pero si le gusta, podrá seguirla y mantenerla con facilidad, y eso hace toda la diferencia.

Alimentos Beneficiosos Para Nuestra Salud

Saber qué tipo de alimentos son buenos para nosotros, es información que cambia constantemente debido a nuevos estudios que continúan dándonos una visión más clara sobre esto. Pero la comida es el tema que puede marcar una gran diferencia en nosotros para poder tener una vida saludable y productiva. Si bien, parece que siempre hay alguien diciendo que un alimento en particular hace maravillas en la prevención de enfermedades del corazón, diabetes o cáncer, la realidad es que no hay comida mágica. Mientras que algunos alimentos son beneficiosos, otros no, y no se ha encontrado un alimento que por sí solo tenga el poder de curar. Todos los estudios muestran que tener un balance de una variedad de alimentos buenos para salud es lo mejor, siempre que disminuyamos los más dañinos. Lo bueno es que podemos tener una dieta variada y de hecho, esa es nuestra mejor opción. En general, comer más frutas y vegetales, junto con ciertos aceites nos ayuda. Reduce el riesgo de contraer cáncer, enfermedades cardíacas, diabetes y también nos ayuda de otras maneras al proporcionarnos una mejor sensación general de bienestar físico (sentirse mejor consigo mismo y ser más activo e interactivo) así como, un mejor estado de ánimo y apariencia personal. La reducción del riesgo puede deberse a los antioxidantes y la fibra en las frutas y vegetales y a la disminución de la inflamación que estos nos proporcionan.

Entonces, ¿Qué es lo que más debemos comer y qué alimentos debemos reducir o incluso evitar? Existen algunos patrones claros: comer menos carnes rojas y alimentos quemados (como la barbacoa o los asados); y comer más vegetales, verduras, frutas y pescado. La razón es que los alimentos que tienen más antioxidantes, nutrientes, fibra o aceites con omega-3 nos brindan beneficios distintos al prevenir los daños en nuestro cuerpo. Por el contrario, los alimentos que aumentan la inflamación en nuestros cuerpos son totalmente perjudiciales. Estos alimentos nocivos incluyen los que son más altos en carcinógenos como las grasas carbonizadas (en carnes a la parrilla), o que son más difíciles de digerir por nuestros cuerpos, por lo que nuestro tracto digestivo se ve afectado por los irritantes por mucho más tiempo (carnes). Esto significa que una dieta más basada en plantas nos beneficia mucho más de cualquier forma.

Patrones y hábitos alimenticios - Cómo tener éxito

Una dieta con variedad es buena, ya que obtenemos una mezcla de alimentos beneficiosos, y es esta variedad la que hace la gran diferencia, ya que la combinación funciona mejor que alimentos específicos. Es la mezcla de vitaminas y otros nutrientes en los vegetales lo que beneficia a nuestro cuerpo, y no solo una o dos cosas. Esto puede ser porque tomar nutrientes en forma de píldora no es tan beneficioso como obtener estas mismas vitaminas y minerales directamente de los alimentos, porque los alimentos integrales tienen otros compuestos que funcionan junto con los ingredientes "activos" para beneficiar nuestro cuerpo.

Es necesario saber que la mejor manera de elegir alimentos es trabajar con lo que a uno le gusta y modificar la preparación de forma que sea más saludable. Por ejemplo, en la dieta mediterránea, que normalmente es una dieta saludable, las carnes se utilizan como una adición para dar sabor a las comidas, que siempre tienen muchas verduras, en lugar de usarlas como la parte principal de la comida. Un ejemplo sería una comida para una familia que usa 100-200 gramos (aproximadamente 1/3 de libra) de carne que se cocina con cebolla o ajo y a la que se le agrega un kilogramo o más (2-3 libras) de vegetales picados, todos los cuales se pueden servir con arroz. Hacer modificaciones en los alimentos que ya nos gustan, como reducir las carnes y aumentar el consumo de vegetales y verduras mientras se mantiene la sazón y el buen sabor, va a ayudar a que usted y su familia continúen disfrutando de la comida y así se podrán mantener en esta dieta modificada. Esto es muy cierto para adultos y niños. Como a los niños a menudo les gustan los mismos alimentos, haciendo pequeños cambios para reducir las carnes y aumentar los vegetales, tanto ellos como los adultos tendrán facilidad para acostumbrarse a tener una mejor dieta.

Hacer cambios en la dieta es difícil. La mayoría de nosotros cuando hacemos grandes cambios en nuestra dieta, volvemos a nuestros viejos hábitos. Pero hacer cambios más pequeños nos puede ayudar a hacer cambios exitosamente. Mantener los sabores que preferimos tradicionalmente, y simplemente modificar la preparación para aumentar los beneficios para nuestra salud. A medida que nos ajustamos al cambio, esta nueva versión se va a ir convirtiendo en nuestra versión preferida de cada plato. Por ejemplo, al reducir las carnes y aumentar las verduras nos ayudará a consumir menos grasas saturadas. Una vez que nos hayamos adaptado a consumir menos grasas animales, al comer una comida con un nivel alto en grasa no se sentirá muy bien, nos sentiremos menos cómodos ya que notaremos cuánto nos va a afectar y cuanto más pesados nos vamos a sentir después de comer así.

En general, lo mejor es comer vegetales y verduras y usar grasas vegetales (aceite) en lugar de grasas animales, eligiendo entre una variedad de verduras que sean locales y en que estén en temporada, y comidas que nos gusten (la excepción con respecto a las carnes es el pescado: comer una porción o dos de pescado por semana es bueno para la salud). Hacer esto nos puede ayudar doblemente: en primer lugar, por tener dieta más saludable y segundo, porque se nos hará mucho más fácil mantenerla.

Las siguientes secciones son para brindarle más detalles sobre lo que sabemos de varios alimentos específicos. Pero seguir la directriz anterior es la clave para tener una dieta saludable.

Alimentos para aumentar - Frutas

Las frutas son beneficiosas para nuestra salud. Sabemos que las antocianinas que son las que le dan a los arándanos y frambuesas su color, son poderosos antioxidantes. Estas antocianinas matan muchos tipos de células cancerosas sin afectarnos. Si bien la mayoría de las frutas tienen antocianinas, los alimentos con muchos de estos compuestos son las frutas (bayas). Una simple regla para saber si las frutas tienen antocianinas es observar su color. Si una fruta tiene un color fuerte rojo o púrpura, eso quiere decir que tiene estos fuertes compuestos que nos benefician tanto. Ejemplos de estas frutas son: arándanos, cerezas, fresas, uvas, duraznos, manzanas, etc.

Una manera fácil de aumentar el consumo de estos alimentos es tener frutas frescas disponible en el hogar, eligiendo siempre lo que es local y está en temporada para maximizar el contenido de nutrientes, o tener frutas congeladas disponibles para descongelarlas y comer. A través de estudios se ha descubierto que las frutas cultivadas localmente y que están en temporada tienen mayores cantidades de nutrientes y también tienen más sabor (posiblemente porque estos compuestos "buenos" les proporcionan sabor). La ventaja de comprar frutas que sean localmente cultivadas es que la frutas se recogen maduras (lo que significa que tienen más nutrientes) y también porque están más frescas. Las frutas recién recogidas tienen más nutrientes (estos compuestos beneficiosos van disminuyendo poco a poco cada día). Puede usar frutas secas (sin azúcar agregada) como parte del postre, lo que le va a proporcionar un beneficio nutricional, o también es buena idea comprar frutas congeladas que se pueden usar en las comidas o mezclar en bebidas como jugos de frutas. A los niños normalmente les gusta los jugos de frutas o batidos hechos mezclando frutas diferentes. Para obtener el mayor beneficio, no agregue azúcares ni helados, solo use las frutas.

Las antocianinas son solo uno de los valiosos compuestos en las frutas. Algunos otros son los carotenoides (que son de color amarillo, naranja y rojo y son antioxidantes fuertes), polifenoles (estos compuestos pueden ayudarnos con nuestra memoria) y los bioflavonoides, que son compuestos que aumentan el poder antioxidante de otras moléculas.

Todos estos compuestos parecen funcionar mejor en combinación, por lo que consumirlos al comer una variedad de frutas puede ser mucho mejor que tratar de consumirlos en forma de píldoras.

Alimentos para aumentar - Vegetales crucíferos

Otra categoría de alimentos buenos para nuestra salud son los vegetales crucíferos, también llamados Brassica. Los vegetales crucíferos pertenecen a la familia del repollo e incluyen al brócoli, coliflor, repollo, col rizada y bok choy, entre otros. Estudios han demostrado que estos alimentos contienen un compuesto anticancerígeno llamado sulforafano. El sulforafano mata las células cancerosas de una manera diferente a las antocianinas mencionadas anteriormente.

El sulforafano se disuelve en agua, por lo que perdemos un poco de este importante antioxidante cuando hervimos estas verduras, quedando aproximadamente la mitad después de diez a quince minutos de ebullición.

Alimentos para aumentar - Carotenoides

Las zanahorias y los tomates están llenos de carotenoides que son los que le dan a estos alimentos su color y nos dan un gran beneficio para nuestra salud. Los carotenoides (betacaroteno en zanahorias, licopeno en tomates y luteína en otras frutas) son antioxidantes fuertes que eliminan a los radicales libres en nuestras células, reduciendo la inflamación y reduciendo la oxidación que puede ocurrir. La oxidación puede dañar el ADN, lo que resulta en una mutación que podría causar cáncer. El betacaroteno también se usa para hacer vitamina A. Esta vitamina es necesaria para que nuestros ojos vean la luz. La vitamina A está hecha de betacaroteno, y no de otros carotenoides. La vitamina A es muy importante en nuestra dieta, y es mejor obtenerla de los alimentos que de una píldora, ya que es una vitamina que puede causar daño si tomamos también mucho de ella (daño en la piel y posiblemente daño hepático). Consumir alimentos ricos en carotenoides nos brinda abundante vitamina A sin riesgo de sobrecarga. Además, al comer alimentos que tienen carotenoides, obtenemos compuestos relacionados que están en estos alimentos que proporcionan otras ventajas para nuestro cuerpo. Cuando obtenemos principalmente nuestras vitaminas en forma de píldora, nos perdemos los otros nutrientes en alimentos que nuestros cuerpos necesitan para optimizar nuestra salud.

Hay una gran variedad de alimentos con carotenoides, y estos son alimentos que son de color naranja, amarillo y anaranjado. Los alimentos con la mayor concentración de betacaroteno son las zanahorias, la calabaza y el camote (o batata). Estos contienen aproximadamente diez veces más betacaroteno que los siguientes alimentos, que también son ricos en este nutriente. Estos alimentos incluyen el mango, col rizada, albaricoque, pimiento rojo, melón, espinaca, guayaba, brócoli, sandía y coles de Bruselas.

Alimentos para aumentar – Fibra

La pectina es un carbohidrato complejo, una fibra soluble, que está presente en todas las frutas y verduras, especialmente en sus cáscaras. Este también se encuentra en altos niveles en la cáscara de la manzana y el durazno y está en grandes cantidades en las legumbres (frijoles), granos enteros, frutas cítricas (especialmente la cáscara, por esto es bueno usar la ralladura de la cáscara de los cítricos para darle sabor a las comidas), zanahorias, pepinos, guisantes, apio y tomates. La pectina puede prevenir que las células cancerosas se dispersen del tumor principal (metástasis). Si bien esto no eliminaría el cáncer, sí podría evitar que llegue a otras áreas de nuestro cuerpo, que es lo que hace que un cáncer sea mortal.

Con la pectina presente en tantas frutas y verduras, esto simplemente nos revela que comer múltiples porciones de frutas y verduras al día es muy bueno para nuestra salud. Otros alimentos ricos en fibra son las verduras de hoja verde, que incluyen lechugas, col rizada, espinacas, y acelgas, entre otros. Estas hojas verdes son una excelente fuente de fibra, lo cual es extremadamente beneficioso para el sistema inmune. También son ricos en carotenoides, que reducen el daño de la oxidación en nuestro cuerpo.

Además de la fibra y los carotenoides, las verduras de hoja verde también contienen ácido fólico y flavonoides, que son una buena fuente de minerales, los cuales son todos necesarios para tener una dieta saludable. El magnesio en particular es un mineral que se encuentra bajo en muchas personas. El magnesio es un cofactor para muchas enzimas, por esto, los niveles bajos de este mineral, tiene muchos efectos negativos en nuestra salud. Otra fuente de minerales está en el agua que bebemos. Pero muchas personas ahora prefieren tomar agua filtrada y de ósmosis inversa (RO), por lo que tenemos menos suministro de minerales. Algunas formas de revertir esto incluyen baños de sal (remojo en sales de Epsom, por ejemplo), así como comer más vegetales de hojas verdes o tomar un suplemento mineral que incluya magnesio.

Alimentos para aumentar - Resveratrol

El resveratrol es un polifenol que parece darnos beneficios para reducir la enfermedad cardíaca y el cáncer, probablemente debido a su acción antioxidante.

Las uvas rojas y moradas tienen un alto nivel de resveratrol, al igual que las frutas oscuras, como las moras y arándanos. Por esta razón, estas frutas, sus jugos y vinos tintos contienen este compuesto. Debido a que el vino tinto incluye la fermentación con la piel de la uva, tiene altos niveles de resveratrol. Además de estas frutas, el cacao en polvo o chocolate obscuro (segundo después del vino tinto), la piel del maní (cacahuate) y después los pistachos, tienen niveles altos de resveratrol.

Alimentos para aumentar posiblemente - Aceites Omega-3

Existe evidencia de que los ácidos grasos omega-3, como se encuentran en los aceites de muchos pescados, ayudan a reducir el crecimiento y propagación de cánceres. Existe cierta preocupación con respecto a las fuentes de estos aceites. Un problema que tenemos al aumentar el consumo de pescado es que muchos peces grandes también contienen niveles muy altos de mercurio, que es un elemento tóxico. Además, se ha descubierto que algunos peces criados en granjas tienen bifenilos policlorados (PCB) en sus cuerpos, que también es un elemento tóxico. La forma de saber si un pescado tiene toxinas es usar una guía como la que publica el Monterey Bay Aquarium (Ver: Seafood Watch, disponible en línea y también como una aplicación gratuita para los teléfonos inteligentes).

Otras fuentes de ácidos grasos omega-3 incluyen las nueces, aceite de linaza, aceite de pescado (aceite de hígado de bacalao, por ejemplo), hierbas y especias, como mejorana, albahaca, orégano, estragón, hojas de menta, hojas de uva, clavos y alcaparras entre otros.

Alimentos para Aumentar - Otras Verduras y Frutas

Hay muchas otras verduras y frutas que son beneficiosas. Las categorías enumeradas anteriormente son las que sabemos cómo funcionan. En general, comer frutas y verduras es beneficioso. Entre las ventajas para la salud tenemos los compuestos que nos protegen al eliminar los radicales libres con antioxidantes o a mejorar la función cardiovascular o a disminuir el crecimiento y la propagación del cáncer, como lo hacen las frutas con colores fuertes y vegetales crucíferos. Hay muchos otros beneficios para la salud en una amplia variedad de plantas, pero una regla simple es comer todas las frutas, vegetales y verduras que podamos, consumir estos alimentos en abundancia y reducir el consumo de alimentos que sean dañinos.

Alimentos para reducir su consumo

No todos los alimentos son excelentes, así que echemos un vistazo a los que debemos reducir en nuestra dieta. Estos alimentos son los que causan inflamación excesiva. Hay una lista actualizada de alimentos que tienen carcinógenos y esta en el sitio en línea del American Cancer Society http://www.cancer.org/Cancer/CancerCauses/OtherCarcinogens/GeneralInformationaboutCarci nogens/known-and-probable-human-carcinogens Esta lista nos proporciona mucha información útil sobre estos compuestos.

Hay alimentos que son perjudiciales para nuestros cuerpos o que se vuelven dañinos dependiendo de cómo los preparamos. Estos alimentos causan inflamación. La inflamación es la respuesta normal de nuestro cuerpo a una herida. Hace que el cuerpo movilice glóbulos blancos para combatir infecciones y aumenta la sangre que fluye a esa área. La inflamación también hace que las células crezcan para ayudar a la curación.

Entonces, la inflamación es un proceso importante para la curación de nuestro cuerpo. Cuando comemos alimentos quemados o procesados con nitratos o nitritos, la inflamación provoca una gran respuesta en nuestro cuerpo. Esto significa que obtenemos más flujo de sangre a esa área y más crecimiento celular. Todo esto tiene perfecto sentido cuando el irritante que causa la inflamación es una cortada, luego usamos este crecimiento celular para reparar el daño y sanar la herida. Pero cuando el daño se debe a algo que puede causar una mutación de nuestras células, el crecimiento de estas células mutadas pueden causar enfermedades graves.

Entonces, si bien la inflamación se usa para proteger nuestro cuerpo de un daño, también puede actuar contra nosotros cuando tenemos un mutágeno potencial en nuestro cuerpo. Podemos verlo de esta manera: si todos los días se pone un zapato que tiene una pequeña piedra debajo del dedo del pie derecho, gradualmente usted desarrollará un callo en esa área del dedo. La irritación hizo que la piel creciera para proteger el pie. Pero si esta piedra fuera en cambio un mutágeno, entonces este crecimiento celular adicional (el callo) produciría una mutación que ahora está en su cuerpo. Esto es como un proceso bueno y normal puede causarnos problemas.

Los alimentos quemados también están en esta categoría de alimentos que nos perjudican. Debido a esto, es mejor eliminarlos de nuestra dieta, o al menos comerlos raramente. Hay que tener en cuenta que, como ocurre con tantas cosas que nos causan daño, comer menos es muy importante y también hacer un gran esfuerzo para no incluirlos en nuestra dieta. Otros alimentos en esta lista para reducir o eliminar incluyen muchos alimentos fritos, específicamente almidones fritos, como las papas fritas; el alcohol, que puede ser bueno para la salud cuando se consume en pequeñas cantidades (una u ocasionalmente dos copas de vino tinto al día) pero es dañino en grandes cantidades; barbacoa y alimentos quemados, que causan inflamación y contienen carcinógenos; y la mayoría de la carne. Esta última es difícil para muchos, ya que la carne es un alimento básico para muchos de nosotros.

El problema con la carne es que es rica en grasas, particularmente grasas saturadas, y esto causa que el cuerpo produzca exceso de hormonas, lo que puede hacer que los cánceres crezcan (particularmente en el seno y próstata). La carne también carece de muchos de los compuestos protectores mencionados, como la fibra y otros fitonutrientes (en los vegetales) supresores de cáncer. Estudios han demostrado que las personas con dietas con un alto nivel de consumo de carnes tienen un mayor riesgo de desarrollar enfermedades del corazón, presión arterial alta y cánceres de mama, próstata y colon (el cáncer de colon se debe en parte a la falta de fibra, que disminuye el movimiento de los alimentos a través del intestino, exponiéndolo a los irritantes periodos prolongados de tiempo).

En cuanto a las grasas, necesitamos comer grasas con omega-3 y omega-6 en cantidades similares, ya que las necesitamos para la función cerebral normal y nuestro cuerpo no puede producirlas. Pero diferentes alimentos tienen cantidades y proporciones diferentes de grasas con omega-6 y omega-3. Mientras que los peces generalmente tienen niveles más altos de grasas con omega-3, los animales terrestres tienen niveles más altos de grasas con omega-6. La cantidad cambia según lo que el animal coma. Elegir comer animales que fueron alimentados con pasto en lugar de animales alimentados con granos equilibrará estas grasas. El ganado alimentado con granos tiene aproximadamente una proporción de 20:1 (omega-6: omega-3), al igual que los huevos convencionales. El ganado alimentado con pasto tiene una proporción de aproximadamente 4:1, y los huevos de gallinas alimentadas en ranchos tienen aproximadamente una proporción de 2:1. Entonces, mientras lo mejor es disminuir la carne de su dieta, cuando decida comerla, es bueno elegir animales alimentados con pasto en lugar de animales alimentados con granos.

Sol, Dormir y Estrés

Dos factores que juegan un papel crucial en todo esto son el descanso y la vitamina D. Dormir lo suficiente cada noche ayuda a nuestro sistema inmune a responder bien al estrés. Cuando nuestro sistema inmune está funcionando correctamente, es capaz de proteger nuestro cuerpo, por lo que dormir normalmente cada noche y mantener un patrón normal de sueño es bueno para nuestra salud física y mental.

Así como el descanso es importante para el sistema inmunológico, también lo es la vitamina D. Este es un compuesto que creamos cuando nuestra piel está expuesta a la luz ultravioleta (UV) del sol. La parte del espectro UV que se utiliza para producir vitamina D está en el rango UVB, alrededor de 300 nm. Esto permite que nuestro cuerpo produzca vitamina D, que luego ayuda a desarrollar el sistema inmunológico. Por supuesto, demasiada luz solar también puede ser peligrosa, ya que puede provocar quemaduras solares, que causan inflamación. Entonces, la mejor regla general es exponerse a la luz del sol mucho menos tiempo del que se necesita para quemarse. Si siente su piel más caliente después de la exposición al sol, esto indica que tuvo demasiada exposición y necesita disminuirla para la próxima vez. Entonces, la vitamina D es fácil de agregar a nuestro sistema, solo salga afuera, pero la cantidad mínima que necesitamos cada día conlleva un poco de tiempo afuera (quince minutos para muchas personas).

Cuando tenemos estrés a largo plazo en nuestra vida, esto debilita nuestro sistema inmune, trastorna nuestro sistema digestivo, y afecta altamente nuestro pensamiento y memoria. La razón es que nuestra respuesta al estrés libera las hormonas adrenalina y cortisol en nuestro cuerpo para darnos energía para poder hacer todo lo que necesitamos y estas hormonas colapsan la digestión y el sistema inmune para podernos suministrar toda la energía disponible para la acción. El debilitamiento de la digestión y la inmunidad reduce nuestra capacidad de digerir los alimentos bien y hace que sea mucho más probable que nos enfermemos. Estas hormonas disminuyen la creación de sinapsis, haciendo que no podamos recordar cosas.

Es aconsejable aprender todo lo que nos ayuda a reducir el estrés y hacerlo. Recuerde que lo que reduce el estrés para usted este año puede ser diferente al año siguiente, siempre tenga a la mano cualquier estrategia que le ayude a reducir el estrés. Algunas soluciones comunes incluyen hacer ejercicio de cualquier tipo, la oración o meditación, dormir, leer, escribir, dibujar, pintar, bailar o escuchar música. ¡Encuentre lo que funciona para usted y úselo!

Epílogo

Primero, todos en algún momento podemos ser afectados por enfermedades crónicas. Cada uno de nosotros tendrá amigos cercanos y familiares que tengan cáncer, enfermedades cardíacas, diabetes y muchas más. Este libro explica estas condiciones y nuestra función normal del cuerpo para ayudarnos.

Segundo, cualquier cosa que hagamos puede cambiar las posibilidades de que tengamos una vida más saludable. Podemos aumentar estas posibilidades teniendo actividad física regularmente, una dieta saludable, chequeos médicos regulares, inmunizaciones y también al no fumar ni vapear.

Tercero, la actividad física es muy buena para todos nosotros. Refuerza nuestro sistema inmunológico. Quizás una buena forma de recordar esto es recordar salir y disfrutar de la vida: pasar tiempo con amigos, explorar lugares nuevos y conocidos, manténgase activo y duerma bien todas las noches. Todo esto ayuda a nuestro sistema inmune.

Cuarto, nuestra dieta hace la diferencia. Consumir alimentos ricos en antioxidantes y otras plantas con nutrientes ayuda a que nuestro cuerpo se mantenga saludable. Reducir el consumo de alimentos que estimulan la inflamación es igualmente importante. Optar por tener una dieta saludable y moderada en general tiene un impacto duradero.

Finalmente, recuerde lo que hace la diferencia, no importa cuándo comience. Haga los cambios necesarios en su estilo de vida, y mejorará sus probabilidades de tener buena salud. Por lo tanto, coma sano, manténgase activo y en forma, evite fumar, diviértase, descanse, disfrute de su salud y de tener una vida sana, vibrante y productiva.

Índice